T0141013

Kohlhammer

Die Autorin

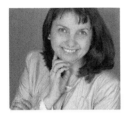

Doris Wierzbicki, Dipl. PAss.in, Dipl. Päd.in MASSc, absolvierte das Seminar für kirchliche Berufe (vier Jahre Diplom), besuchte den Lehrgang für die Lehramtsprüfung und verschiedene Zusatzausbildungen und beendete erfolgreich den Masterstudiengang Spiritual Care an der Medizinischen Fakultät der Universität Basel. Sie wirkt und wirkte als Pfarrassistentin (Pfarrleitung), Pastoralassistentin, Religionslehrerin, Vortragende in der Krankenpflegeschule, beim Masterlehrgang Spiritual Care in Basel, beim Internationalen Spiessel Symposium Basel, beim Pflegekongress in Wien, bei verschiedenen Berufsgemeinschaften, beim Lehrgang Spiritual Care Competency Wien, bei Schulungen für Mitarbeiter in Kurz- und Langzeitpflege und in einem Kindergarten sowie Altenheimseelsorgerin, Dekanatsassistentin mit leitender Funktion, Referentin in der Erwachsenenbildung, Leitung Seelsorge und Spiritual Care in der Klinik Diakonissen Linz, Mitarbeiterin der Abteilung Diakonische Identitätsentwicklung mit dem Schwerpunkt Spiritual Care im Diakoniewerk und Koordinatorin des »Innovation Center Spiritual Care in Organisations«.

Doris Wierzbicki

Spiritual Care in der Praxis

Wie die Implementierung in den Klinikalltag erfolgreich gelingt

Verlag W. Kohlhammer

Dieses Werk einschließlich aller seiner Teile ist urheberrechtlich geschützt. Jede Verwendung außerhalb der engen Grenzen des Urheberrechts ist ohne Zustimmung des Verlags unzulässig und strafbar. Das gilt insbesondere für Vervielfältigungen, Übersetzungen, Mikroverfilmungen und für die Einspeicherung und Verarbeitung in elektronischen Systemen.

Pharmakologische Daten, d. h. u. a. Angaben von Medikamenten, ihren Dosierungen und Applikationen, verändern sich fortlaufend durch klinische Erfahrung, pharmakologische Forschung und Änderung von Produktionsverfahren. Verlag und Autoren haben große Sorgfalt darauf gelegt, dass alle in diesem Buch gemachten Angaben dem derzeitigen Wissensstand entsprechen. Da jedoch die Medizin als Wissenschaft ständig im Fluss ist, da menschliche Irrtümer und Druckfehler nie völlig auszuschließen sind, können Verlag und Autoren hierfür jedoch keine Gewähr und Haftung übernehmen. Jeder Benutzer ist daher dringend angehalten, die gemachten Angaben, insbesondere in Hinsicht auf Arzneimittelnamen, enthaltene Wirkstoffe, spezifische Anwendungsbereiche und Dosierungen anhand des Medikamentenbeipackzettels und der entsprechenden Fachinformationen zu überprüfen und in eigener Verantwortung im Bereich der Patientenversorgung zu handeln. Aufgrund der Auswahl häufig angewendeter Arzneimittel besteht kein Anspruch auf Vollständigkeit.

Die Wiedergabe von Warenbezeichnungen, Handelsnamen und sonstigen Kennzeichen in diesem Buch berechtigt nicht zu der Annahme, dass diese von jedermann frei benutzt werden dürfen. Vielmehr kann es sich auch dann um eingetragene Warenzeichen oder sonstige geschützte Kennzeichen handeln, wenn sie nicht eigens als solche gekennzeichnet sind.

Es konnten nicht alle Rechtsinhaber von Abbildungen ermittelt werden. Sollte dem Verlag gegenüber der Nachweis der Rechtsinhaberschaft geführt werden, wird das branchenübliche Honorar nachträglich gezahlt.

Dieses Werk enthält Hinweise/Links zu externen Websites Dritter, auf deren Inhalt der Verlag keinen Einfluss hat und die der Haftung der jeweiligen Seitenanbieter oder -betreiber unterliegen. Zum Zeitpunkt der Verlinkung wurden die externen Websites auf mögliche Rechtsverstöße überprüft und dabei keine Rechtsverletzung festgestellt. Ohne konkrete Hinweise auf eine solche Rechtsverletzung ist eine permanente inhaltliche Kontrolle der verlinkten Seiten nicht zumutbar. Sollten jedoch Rechtsverletzungen bekannt werden, werden die betroffenen externen Links soweit möglich unverzüglich entfernt.

Piktogramme

Information

Methodik

Erfahrungen

Rückmeldungen

Internet

1. Auflage 2022

Alle Rechte vorbehalten
© W. Kohlhammer GmbH, Stuttgart
Gesamtherstellung: W. Kohlhammer GmbH, Stuttgart

Print:
ISBN 978-3-17-039770-5

E-Book-Formate:
pdf: ISBN 978-3-17-039771-2
epub: ISBN 978-3-17-039772-9

Geleitwort

von Hans-Florian Zeilhofer

Zum Thema Spiritual Care finden wir in den vergangenen Jahren im deutschsprachigen Raum eine stetig wachsende Anzahl an Publikationen. Jeder, der in einem Krankenhaus tätig ist und mit Patienten regelmäßigen Kontakt hat, muss unabhängig welcher der vielen verschiedenen Berufsgruppen sie oder er angehört – sei es das Reinigungspersonal, sei es die Pflege oder die Ärzteschaft, sei es die Administration – damit rechnen, dass von Patientenseite die Frage an sie/ihn herangetragen wird: Warum gerade ich? Die gewählte Reihenfolge der genannten Personengruppen ist nicht zufällig, sondern spiegelt den jeweiligen Zeitpunkt wider, in der diese erfahrungsgemäß in direktem Austausch mit Patienten stehen. Auf eine solche Kernfrage nun eine befriedigende Antwort zu finden, erfordert grundsätzlich andere Kompetenzen als eine professionelle Auskunft oder Aufklärung über diagnostische oder therapeutische Details. Voraussetzung für eine authentische Antwort ist die eigene Auseinandersetzung mit den damit untrennbar verbundenen existenziellen Fragen.

Der moderne klinische Alltag ist jedoch geprägt von komplexen prozessualen Abläufen, gepaart mit hohen Anforderungen an die Interprofessionalität innerhalb eng gesteckter ökonomischer und zeitlicher Rahmenbedingungen. Daher stellt sich die Frage: Bleibt da noch Zeit für Spiritual Care?

Umso erstaunlicher ist es, dass sich gerade die Geschäftsleitung einer Klinik – und nicht die Krankenseelsorge oder vereinzelte kompetent zum Thema weitergebildete Medizinalberufe – für eine großflächige Implementierung von Spiritual Care in ihrer Klinik entscheiden.

Das vorliegende Buch versteht sich als ein praktischer Leitfaden für eine erfolgreiche Umsetzung von Spiritual Care in der Praxis, ein Kochbuch mit erprobten Rezepten. Es möchte andere Klinikleitungen ermutigen, dem Vorbild der Klinik Diakonissen Linz nachzueifern. Zufriedene Patientinnen und Patienten und Mitarbeitende bestätigen die Richtigkeit und Wichtigkeit dieses Projekts vollumfänglich, der finanzielle Aufwand ist gut kalkulierbar und gerechtfertigt.

Das Ankerprojekt der Diakonissen Linz mit der Einführung von Spiritual Care ist hoch innovativ und beschreitet mutig einen neuen Weg: der »Spirit« oder die »Kultur« der Trägereinrichtung Diakonie wird neu interpretiert und findet in einem »human centered approach«, der den Patienten als eine somato-psycho-sozio-spirituelle Einheit wahrnimmt, einen adäquaten Ausdruck. Das reicht weit und visionär über die vielerorts üblichen »Leitlinien« im Umgang mit den zu behandelnden Personen oder der Kundschaft und Mitarbeitenden hinaus.

Ein innovatives Pilotprojekt, das im Verlauf der letzten Jahre zum Ankerprojekt wurde – es lässt sich daran ablesen, von welch entscheidender Wichtigkeit dieser neu beschrittene Weg ist. Es wurde eine Wegmarke gesetzt, ein »Anker gelegt«, der ein symbolträchtiges Zeichen ist für die Sicherheit und die Überzeugung, die hinter diesem Paradigmenwechsel in der Patientenwahrnehmung steht, verbunden mit der Hoffnung, dass viele weitere Projekte und Kliniken diesem Beispiel in naher Zukunft folgen werden.

Für den berufsbegleitenden Studiengang »Master of Advanced Science in Spiritual Care« an der Universität Basel ist dieses Projekt eine große Freude und Bestätigung zugleich, dass aus bescheidenen Anfängen, wie klein sie auch sein mögen, in zahlreichen Gesprächen und fruchtbarem interdisziplinären Austausch ein wichtiges, die regionalen Grenzen überschreitendes Projekt entstehen kann.

Ich wünsche dem Buch eine große Verbreitung und viele Nachahmer.

Prof. Dr. med. Dr. dent. Dr. H.c. Hans-Florian Zeilhofer
Chefarzt der Kliniken für Mund-, Kiefer- und Gesichtschirurgie am Universitätsspital Basel/CH, Senior Consultant, ehem. Mitglied der Studiengangsleitung »Master of Advanced Science in Spiritual Care«, Spitzenforscher und Start-up-Gründer

Geleitwort

von Josef F. Macher

In Zeiten hoher Informationsdichte und rasanter Veränderungen bleibt oft wenig Raum, sich selbst und die Beziehung zu seinen Mitmenschen zu reflektieren. In persönlicher Not, wie zum Beispiel einer Erkrankung oder einer anstehenden Operation, verschieben sich die Wertigkeiten. Aus meiner Erfahrung als Anästhesist und Schmerzmediziner gibt es Momente, beispielsweise bei einer Narkose, in denen man als Patient zu 100 % im positivsten Sinne »ausgeliefert« ist und anderen Menschen vertrauen muss. Dies fordert von allen Mitarbeitenden einer Klinik nicht nur Empathie. Es braucht einfach »MEHR«.

In Sinne der diakonischen Weiterentwicklung unserer Klinik haben unsere Seelsorgerin Doris Wierzbicki und ich beschlossen, dass sie den Master-Lehrgang Spiritual Care an der Universität in Basel besuchen sollte. Nach vier Semestern hat die Autorin dieses Buches die Ausbildung mit Bravour absolviert.

Ihre Persönlichkeit und das Wissen aus dem Universitätslehrgang führten zu einem völlig neuen Zugang der diakonischen Organisationsentwicklung in unserer Klinik. Alle Mitarbeitende der Klinik – patientennah und patientenfern – waren und sind eingeladen an Fokus- und Reflexionstagen teilzunehmen, die von beinahe allen Mitarbeitenden sehr gerne angenommen wurden und werden.

Das Meta-Ziel Spiritual Care war und ist: »Wir kümmern uns um unsere Patienten und unsere Kollegen.« Wir wollen eine verstärkte Sensibilisierung ermöglichen, uns untereinander und unsere Patienten, also jeden Einzelnen in seiner Körperlichkeit und insbesondere seiner Seele achtsam wahrnehmen. Dieses gelebte Kümmern wird von unseren Patienten als Geborgenheit empfunden und es wird immer wieder davon spontan berichtet.

Das vorliegende Buch zeigt eindrucksvoll die Sinnhaftigkeit des Einsatzes von Doris Wierzbicki und die Notwendigkeit, das Thema Spiritual Care im medizinischen Alltag zu implementieren.

Es ist mir ein Anliegen, mich an dieser Stelle bei dir, liebe Doris, ganz herzlich zu bedanken.

Ich bin stolz darauf, dass du als Vorreiterin in Österreich dieses wichtige Thema an unserer Klinik initiiert hast!

Für die weitere Verbreitung von »Spiritual Care in der Praxis« wünsche ich dir auch zukünftig so viel Elan und Erfolg.

Prim. Dr. Josef F. Macher
Geschäftsführung Klink Diakonissen Linz

Geleitwort

von Rainer Wettreck

Wann waren Sie als Mitarbeitende im Sozial- und Gesundheitswesen in letzter Zeit erfüllt, stolz, zutiefst berührt in Ihrer Arbeit – mit dem Gefühl, genau dafür in den Beruf gegangen zu sein? Angesichts von wachsendem Cool Out, Burn Out und Drop-Out in den Gesundheitsberufen hier die gute Nachricht: Doris Wierzbicki vermittelt mit ihrem Praxisbuch fulminante Einblicke in den beispielhaften Aufbruch einer modernen Klinik – in Richtung neuer heilsamer Sozial- und Gesundheitsorganisationen »mit Identität, Sinn und Seele«. (ISCO Manifest www.isco.info)

Unter den Bedingungen heutiger Professionalität, Wirtschaftlichkeitsanforderungen und moderner kultureller und religiöser Vielfalt zeichnet sie einen methodischen Pfad zu einer neuen ganzheitlichen Achtsamkeit für Mitarbeitende und für Klienten und Klientinnen, zur heilsamen kulturellen Selbstentwicklung in der Organisation und zu einer neuen Sinngemeinschaft im Tun – über die gemeinschaftliche Dimension der Spiritualität und gemeinsam vertiefte Grundhaltungen, gespeist aus den Potenzialen diakonischer Identität und Tradition.

International wurden in den vergangenen Jahren vielfältige wichtige Konzeptbeiträge, Praxisimpulse und Projektbeispiele für die Umsetzung von Spiritual Care erarbeitet. Erstmals legt Doris Wierzbicki hier nun – frisch aus dem Entwicklungsprozess in der Klinik Diakonissen Linz und im Diakoniewerk – den Einblick in einen unternehmenskulturellen Praxisweg für eine Gesamtorganisation vor, als wesentlicher Beitrag zur erfolgreichen Organisationsentwicklung einer modernen Klinik

Mit einem leidenschaftlich kulturentwicklerischen und bildungsbezogenen Impuls lädt Doris Wierzbicki dazu ein, von der Ebene der Konzeptdiskussion und der singulären Bildungsangebote aus einzusteigen in den konkreten Entdeckungs- und Entwicklungsmodus im gelebten Unternehmensalltag, »radikal« resonanz- und wirkungsorientiert im Einsetzen, Umsetzen, Zusammensetzen; demütig vor den Äußerungen und Erfahrungen der Menschen selbst; systemisch passend zur strategischen Entwicklung der Gesamtorganisation – im neuen Praxisfeld von »Spiritual Care in Organisations«.

Mit vitaler »best practice« vermittelt sie modellhaft, einladend und ermöglichend Perspektiven synergetischer Kultur- und Kompetenzentwicklung, auf einem erfolgreichen Praxispfad, der Lust macht zur Ergänzung, Fortentwicklung, Übertragung. Entstanden ist ein spannender Reisebericht, und zudem noch ein praktisches Methodenbuch: Es zeigt eine eindrucksvolle, kostbare und inspirierende Auswahl bewährter praktischer Methoden vielfältiger Herkunft in einer Haltung des Entdeckens und probenden Entwickelns im Neuland.

»Zeit für unseren Spirit!« Mit diesem Buch ermöglicht indirekt auch das Diakoniewerk Einblick in seinen internen Prozess der Unternehmenskulturentwicklung.

Der einzigartige Schatz unserer Identität wird für die heutige Zeit neu »übersetzt«, entdeckt, freigesetzt und ins Spiel gebracht wird, das besondere Potenzial des »Glaubens unserer Mütter« und der »Berufung« als Diakoniewerk verbindet sich mit einem bewusst einladenden, offenen, ermutigenden Spiritualitätsverständnis »für Alle« und »mit Allen«. Wie in der Klinik Diakonissen Linz geht es auch im Diakoniewerk insgesamt – eingebettet in die Gesamtentwicklung der Organisation – um ein neues Erlebnis von Teilhabe, Identifikation und Sinngemeinschaft in aller Vielfalt und Unterschiedlichkeit – im Zusammenklang von »Identität, Culture & People«, mit einem klaren Fokus auf dem »kulturellen Empowerment« von Teams und Mitarbeitenden, mit einer inspirierenden Verbindung von Mensch und Organisation.

Wir wünschen diesem Buch von Herzen eine große Verbreitung und vielfältige Resonanz in der Umsetzung von Spiritual Care in Organisationen.

Dr. Rainer Wettreck
Diakonisch-Theologischer Vorstand des Diakoniewerks

Inhalt

Vorwort

Stellen Sie sich vor, Sie werden mit der Diagnose Krebs konfrontiert. Was würden Sie sich dann wünschen? Sicherlich einen Arzt, der Sie genau aufklärt. Aber wäre es nicht auch äußerst hilfreich, wenn dieser Arzt nicht fluchtartig das Zimmer verlässt, sobald er seine Mission erfüllt hat, sondern die im Moment hereinbrechende Ohnmacht mitaushält, Dasein, Aushalten – nur so ist es möglich, in Situationen, in denen nichts mehr hält und scheinbar alles zusammenbricht, Patientinnen und Patienten Halt zu geben.

»Herr Doktor, wie geht es eigentlich Ihnen, wenn Sie Patienten solch schlimme Nachrichten überbringen müssen?« Interessanterweise stellte eine 92-jährige Patientin diese Frage ihrem Internisten, der sie kurz davor darüber aufklären musste, dass sie an einem fortschreitenden Pankreaskarzinom leidet. »Nicht gut!« war die Antwort, dem ein Schweigen, ein miteinander Überlegen, ein Aushalten und »ein Ausschauhalten« nach den nächsten Schritten folgten. Nach dem intensiven Gespräch bat der einfühlsame Internist die Pflegefachfrau, sie möge mich verständigen und schrieb in die Kurve »Seelsorge«.

»Wie geht es Ihnen, wenn Sie Patienten solch schlimme Nachrichten überbringen müssen?« Mit dieser Frage trifft die Patientin mitten ins Schwarze. Als Ärztin oder Arzt, als Pflegekraft, Servicemitarbeitende, Reinigungskraft und Seelsorgerin oder Seelsorger ist der Einzelne immer mit seiner Person als Werkzeug gefragt, um auf die spirituellen Bedürfnisse von den zu behandelnden Personen heilsam eingehen zu können. Dies ist Aufgabe eines »Spiritual Care Giver«, der Schulung, Unterstützung, immer wieder Inspiration und ein aufbauendes Bildungskonzept braucht.

Schlimme Diagnosen sind nicht die einzigen Situationen, in denen spirituelle Bedürfnisse entstehen. Es sind Erfahrungen wie die, dass man nicht mehr so wie früher für sich selbst sorgen kann und in die eigene Wohnung zurückkehren kann. Die Gewissheit, dass man liebgewonnene Tätigkeiten nicht mehr ausführen kann. Die Frage, warum gerade mir das eine oder andere widerfährt. Gerade, wenn plötzlich Zeit ist nachzudenken, steigen Fragen aus dem Inneren der Seele hoch und kommen an die Oberfläche.

»Warum müssen meine Lieblingsenkel verstreut auf der ganzen Welt leben?« Das Gespräch mit einer anderen Patientin, das harmlos und oberflächlich begann, mündete in dieser Sinnfrage. Auch wenn sie deren Beweggründe völlig versteht, hätte sie ihre Liebsten so gerne um sich herum, gerade weil es mit ihren eigenen Kindern nicht ganz leicht ist. Am Ende dieses Gesprächs sagte die Patientin zu mir, die Tage zuvor am Knie operiert wurde: »Wissen Sie, das ist schräg, aber jetzt sind meine Schmerzen im Knie leichter.«

»So ein Personal kann man nur jedem Krankenhaus wünschen« (Zitat aus einem Patientenfragebogen). »Bei uns geschieht Heilung anders« (ärztlicher Leiter, Klinik Diakonissen Linz). »Seit der Implementierung von Spiritual Care brauchen wir weniger

Supervision, weil die Mitarbeitenden auf sich und einander besser schauen. Wenn ich nach dem Befinden von Patientinnen und Patienten frage, bekomme ich eine viel differenziertere Auskunft« (Pflegedienstleitung, Klinik Diakonissen Linz). »Wir merken, dass die Krankenstände und die Fluktuation im Personalbereich zurückgegangen sind. Wir dürfen uns über Blindbewerbungen freuen. Auch wenn wir uns nicht aus diesen Gründen für die Implementierung von Spiritual Care entschieden haben, freuen wir uns über diese schönen Nebeneffekte« (Bereichsleiter Finanzen, Klinik Diakonissen Linz). »In der Zeit vor 15 Jahren hat der Geist noch Platz gehabt. Dann kam die Professionalisierung, die Wirtschaftlichkeit in den Vordergrund. Das war nötig – es ist dadurch aber auch viel verloren gegangen, und es ist auch immer etwas kälter geworden. Jetzt mit Spiritual Care findet sich das auf einmal wieder: Ich als Mensch in der Arbeit mit meinen persönlichen Bedürfnissen und Anliegen und auch mit Ritualen, mit Spiritualität« (Regionalleitung Seniorenarbeit und Heimleiter, Haus Elisabeth).

Was bewegt Mitarbeitende der verschiedensten Führungsebenen mit ganz unterschiedlichen und auch unterschiedlich intensiven spirituellen Zugängen zu diesen Aussagen? Sie alle beobachten die positiven Auswirkungen der Einführung von Spiritual Care.

Das Buch möchte einen Weg aufzeigen, wie die Implementierung von Spiritual Care in einer Klinik gelingen und wie man den Versuch der Übertragung auf die Langzeitpflege angehen kann. Von der Recherche bis zur Umsetzung will das Buch vermitteln, wie es möglich ist, dass die Implementierung eines Fortbildungsprogrammes in Spiritual Care die Arbeitsatmosphäre verbessern, zu einer höheren Identifizierung der Mitarbeitenden mit der Institution und zu einem vermehrten Wohlbefinden der Patientinnen und Patienten führen kann.

Untermauert mit wissenschaftlichen Studien, angereichert mit vielen Praxisbeispielen und Methoden der Umsetzung wird das Buch aufzeigen, wie es dieser Ansatz geschafft hat, zum »Ankerprojet Klinik Diakonissen Linz« für das Diakoniewerk Gallneukirchen (ein Unternehmen mit ca. 3.800 Mitarbeitende) zu werden. Mit »Ankerprojekt« (Benennung vom Diakonisch-theologischen Vorstand des Diakoniewerkes) wird die Klinik Diakonissen bezeichnet, weil hier der Implementierungsprozess am weitesten fortgeschritten ist und durch eine externe Mitarbeiterbefragung, viele Evaluationsergebnisse sowie beobachtbare Veränderungen dieser Fortschritt auch gut belegt ist. Daher greift das Diakoniewerk immer wieder auf diese Erfahrungen zurück. Die guten Ergebnisse aus der Klinik führten zu neuen Versuchen, ein ähnliches Konzept in eine weitere Institution des Diakoniewerkes einzuführen, einem sogenannten Pilotprojekt. Weiters wurde das »Innovation Center Spiritual Care in Organisations« (ISCO) mit Wissenschaftlich-kulturellem Beirat in Netzwerkpartnerschaft mit der Universität Basel und der Klinik Diakonissen Linz gegründet.[1]

---

1 Einige Auseinandersetzungen hatten wir hinsichtlich einer geschlechtergerechten Sprache und lernten dadurch einiges über unsere verschiedenen Sprach- und auch Kränkungserfahrungen. Unser Kompromiss: Wir benutzen hauptsächliche geschlechterneutrale Formulierungen und das »generische Maskulinum«, wenn es unumgänglich ist und wir alle Geschlechter meinen, und verwenden in den Beispielen vorwiegend weibliche Formen, um daran zu erinnern, dass sowohl die meisten Mitarbeitenden in Medizin und Kirche als auch Patienten Frauen sind.

Dank

»Könnte uns jemand von oben betrachten, er sähe so viele Menschen auf der Welt in ständiger Eile, erhitzt und erschöpft und er sähe ihre verlorenen Seelen, die nicht mehr Schritt halten können mit den Menschen zu denen sie gehören« (Tokarczuk 2017, S. 33).

Die polnische Nobelpreisträgerin Olga Tokarczuk für Literatur 2018 geht in ihrem Buch »Die verlorene Seele« auf sehr einfühlsame Art und Weise auf eine sich zuspitzende Not unserer Zeit ein. Ausgehend von dieser Wahrnehmung, die viele in den verschiedensten Berufssparten teilen, ist es nicht überraschend, dass das Anliegen, sich um seelische Bedürfnisse zu kümmern, steigt. Der Theologe und Pädagoge Anton A. Bucher sagt in seinem Ausblick: »Gerade aber die harten Wissenschaften, speziell Quantenphysik und Neurophysiologie, lieferten bisher noch nie gesehene Einblicke in das Phänomen des Spirituellen, sei es die Verbundenheit von allem auf der subatomaren Ebene, sei es in die Macht des Geistes, die neurologische Strukturen zu transformieren vermag. Zudem begreifen sich mehr und mehr Zeitgenossen als spirituelle Wesen, auch wenn sie nicht mehr kirchlich eingebunden sind, und wünschen als solche ernst genommen zu werden, zumal am Krankenbett oder in der Therapie.« (Bucher 2014, S. 205)

Umso dankbarer bin ich all jenen mutigen Entscheidungsträgern in der Klinik Diakonissen Linz, im Diakoniewerk, im Haus Elisabeth und in anderen Einrichtungen, die sich entschieden haben, Spiritual Care zu implementieren. Einen besonderen Dank möchte ich all meinen Kolleginnen und Kollegen aussprechen, die sich auf die Fortbildungsangebote einließen und sich mit großer Hingabe Patienten, Bewohnern und Klienten zuwenden. Ich kann mich an keinen einzigen Schulungstag erinnern, an dem ich nicht tief berührt von den Wahrnehmungen und persönlichen Zugängen der jeweiligen Teilnehmenden zur Spiritualität heimfuhr.

Zuletzt gilt mein Dank speziell meinem Mann, der mich immer wieder zu diesem Buch ermutigt hat, unseren beiden geduldigen Kindern und meiner weiteren Familie, Freunden und Bekannten, die mich bei diesem Projekt unterstützten.

Einleitung

Die Wahrnehmung von spirituellen Bedürfnissen wird in der heutigen Gesellschaft zunehmend wichtiger. Obwohl einerseits ein deutlicher Rückgang von Personen zu verzeichnen ist, die sich traditionellen religiösen Institutionen zugehörig fühlen, gewinnt andererseits das Phänomen individueller Religiosität und Spiritualität an Bedeutung.

Als Seelsorgerin der Klinik-Diakonissen Linz erlebe ich, dass viele Mitarbeitende sich wünschen, Patienten und Patientinnen »Heilsames« zukommen zu lassen. Dies betrifft die Ärzteschaft, Beschäftigte in der Pflege, im Service, sogar in der Verwaltung. Immer mehr schärft sich bei mir das Bewusstsein, dass dies nicht allein auf den medizinischen Bereich reduzierbar ist.

Dabei denke ich nicht an Dienstleistungen, sondern an ein Beziehungsgeschehen, welches über das rein Funktionale, Somatische und Materielle hinausgeht. Das sind Begegnungen, die im Inneren berühren und den Heilungsprozess, wie auch immer dieser aussehen mag, unterstützen. Diese Art von Kontakten ist nicht machbar, weil Spiritualität einen für den Menschen unverfügbaren, transzendentalen und geschenkhaften Aspekt beinhaltet. Allerdings müsste es möglich sein, Rahmenbedingungen zu schaffen, die solche Begegnungen erleichtern.

Meiner Beobachtung nach fehlt Mitarbeitenden im Umgang mit spirituellen Bedürfnissen oft die nötige Kompetenz. Dies äußert sich dadurch, dass sie einerseits schwierigen spirituellen Fragestellungen ausweichen, oder andererseits so tun, als hätten sie die Anfrage nicht gehört.

Ursachen können dabei eine fehlende Selbstwahrnehmung und eine nicht ausreichende Patientenwahrnehmung sein. Ein weiterer Grund ist die Angst, das Falsche zu sagen. Dahinter kann die Unsicherheit stecken, auf Ohnmachtssituationen zu reagieren. Ein Aspekt ist dabei eventuell die Sorge, sich nicht ausreichend gegen belastende Situationen abgrenzen zu können.

Demzufolge fühlen sich zu behandelnde Personen nicht ernst genommen. So bleiben sie mit ihren Bedürfnissen allein zurück und wertvolle, vielleicht sogar das »Heilwerden« unterstützende Prozesse, werden durch Schlaf- sowie Beruhigungsmittel zugedeckt. Daher beschäftigten mich die Fragen: *Welche Fähigkeiten und Kompetenzen brauchen Mitarbeitende, um spirituelle Bedürfnisse der Patienten und Patientinnen wahrnehmen und darauf heilsam eingehen zu können? Sind solche Kompetenzen schulbar?*

In der Bangkok Charta für Gesundheitsförderung (2005) wird von der WHO ausdrücklich gefordert, neben dem physischen, psychischen und sozialen Wohlbefinden, auch spirituelles Wohlbefinden gleichermaßen als ein fundamentales Grundrecht eines jeden Menschen anzusehen. (World Health Organisation 2005)

Dieses Bewusstsein setzt sich immer mehr im medizinischen Bereich durch. Dennoch ist es für Geschäftsführer einer Klinik – in Zeiten knapper werdender zeitlicher und finanzieller Ressourcen – schwierig, sich auch für das spirituelle Wohlbefinden der Patienten und Patientinnen verantwortlich zu fühlen und sich damit für die Einführung von Spiritual Care zu entscheiden.

Die Frage dabei ist, wie kann man Angebote für Mitarbeitende schaffen, die sowohl deren spirituelle Kompetenz erweitern als auch in einen effektiven Klinikalltag passen.

Mit diesem Buch soll daher vorgestellt werden, welche Kompetenzen Mitarbeitende brauchen, um spirituelle Bedürfnisse der Patienten und Patientinnen wahrnehmen und darauf heilsam eingehen zu können. Darüber hinaus soll veranschaulicht werden, wie sich diese Kompetenzen im Kontext einer Klinik schulen lassen und welche positiven Auswirkungen dadurch entstehen.

Für Spiritual Care gibt es verschiedenste Ausbildungsangebote, nicht nur in den USA, England, den Niederlanden, sondern auch in Deutschland, Österreich und der Schweiz. Die Angebote reichen von einfachen Kursmodulen bis hin zu einer Ausbildung mit Bachelor- oder gar Masterabschluss. Auch sind konkrete Überlegungen dazu in der Fachliteratur zu finden. Hemma Prenner beschäftigt sich z. B. mit der spirituellen Dimension in der Pflegeausbildung (Prenner 2014). Uneinigkeit besteht nach Meinung von der Theologin und Medizinerin Doris Nauer darin, von wem, wie und wo die jeweils als notwendig erachteten Kompetenzen für Spiritual Care erworben werden sollen. Ihrer Meinung nach reicht da die Angebotspalette von Wochenendseminaren und Online-Kursen bis hin zu Zusatzqualifikationskursen und äußerst anspruchsvollen Intensiv-Lehrgängen im Rahmen beruflicher Aus-, Weiter- und Fortbildung (Nauer 2015). Spirituelle Begleitende fühlen sich überfordert, wenn keine kontinuierlichen Weiterbildungsmaßnahmen implementiert werden. Dies konnte von Michael Balbonie und nachfolgend auch von anderen nachgewiesen werden (Balboni et al. 2013).

Jochen Dutzmann verweist in seinem Artikel auf eine Studie von Piret Paal, Traugott Roser und Eckhard Frick, die unter den Mitgliedern der IGGS (Internationale Gesellschaft für Gesundheit und Spiritualität) eine Umfrage zum Thema »Developments in spiritual care education in German – speaking countries« starteten (Paal 2014). Die Autoren der Umfrage unterscheiden in der Lehre von Spiritual Care folgende drei Lehrebenen: »Haltung, Wissen und Fertigkeiten« (Dutzmann 2016, S. 30). An Hand von vier ausgewiesenen Spezialisten und deren einschlägigen Publikationen möchte ich in diesem Buch aufzeigen, welche Kompetenzen in erster Linie dafür notwendig sind, um diesen drei genannten Ebenen gerecht zu werden.

Das darauf basierende Fortbildungsprogramm hat beeindruckende Ergebnisse erzielt, die diesen Ansatz für das Diakoniewerk als Ganzes interessant machen. Unter dem Titel »Leitprozess Spiritual Care« im Weiterbildungsprogramm 2020 der Diakonieakademie ist zu lesen: »Mit dem Linzer Modell unserer Klinik Diakonissen Linz ist für den deutschsprachigen Raum ein innovatives Ankerbeispiel zur Umsetzung von Spiritual Care in Organisationen (SCO) entstanden – vor dem kostbaren Hintergrund unserer Diakonissentradition« (Wettreck 2019, S. 15). Dies trug dazu bei, sich mit dieser Thematik »Spiritual Care als Lernprozess in unserem Kulturprozess« intensiver zu beschäftigen und sich für die Gründung eines Innovationscenters

Spiritual Care in Organisationen zu entscheiden. So formulierte der Diakonisch-theologische Vorstand des Diakoniewerkes anlässlich der Einladung zum Innovationsdialog im Zuge der Gründung von ISCO (wissenschaftlicher Beirat und geladene Gäste): »Der Bedarf an Ganzheitlichkeit und Achtsamkeit im Sozial- und Gesundheitswesen, aber auch in der Wirtschaft, steigt. Spiritualität zeigt sich als ein möglicher wichtiger Schlüsselfaktor und missing link für die Sinnsuche, die Selbstsorge und die Beziehungs- und Gemeinschaftsdimension – gerade auch vor dem Hintergrund von erschwerten Bedingungen in Care Berufen. Das Diakoniewerk wagt mit dem Ansatz Spiritual Care in Organisationen (SCO) den spirituellen Schritt in eine neue Zeit – mit dem Schatz seiner Tradition und auf Basis des international als beispielhaft wahrgenommenen Ankerbeispiels Klinik Diakonissen Linz.«

1 Wie alles begann …

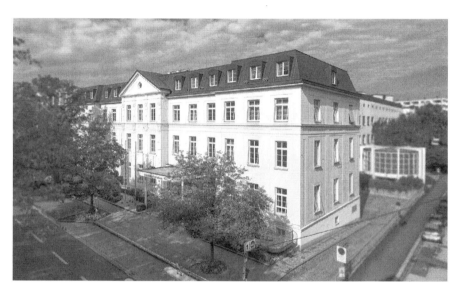

Abb. 1.1: Außenansicht Klinik Diakonissen Linz

Warum ergriffen Sie einen Beruf im Gesundheits- und Krankenpflegebereich, als Arzt oder Ärztin, im Sozialbereich für Altenarbeit, in der Pflegeassistenz in einem Krankenhaus oder einer Pflegeeinrichtung? Vermutlich waren unter den vielen Beweggründen auch Motive wie »um Menschen zu helfen« oder »um die Welt heller zu machen« dabei. Der Pflegealltag sieht aber in der Realität anders aus.

Mich bewegte in den Anfängen meiner Tätigkeit im Krankenhaus das Schicksal einer Führungskraft eines öffentlichen Pflegeheims. Mit unerträglichen Schmerzen und einem völligen Burnout suchte sie Hilfe in unserem Krankenhaus. Nach einigen sehr bewegenden Gesprächen gestand sie mir: »Ich weiß nicht, ob ich in meinem Beruf jemals wieder zurückkehren kann. Ich ertrage es nicht mehr, dass wir den Bewohnern nicht die Pflege angedeihen lassen können, die sie eigentlich brauchen.«

Ich bin davon überzeugt, dass vielen von uns diese Not bewusst ist. Hohe Cold out- und Suizidraten im medizinischen, pflegerischen Bereich – über all diese Phänomene gibt es bereits viele Studien. Eindrücklich beschreibt dies unter anderem Rainer Wettreck im Rahmen der Pflegefallen in seinem Buch »Am Bett ist alles anders« (Wettreck 2020). Dieser fachlich fundierte Hintergrund begründet vermutlich seine Begeisterung für die Umsetzung von Spiritual Care in der Klinik Diakonissen Linz.

Die Implementierung von Spiritual Care kann diesen Entwicklungen in manchem entgegenwirken. Mitarbeitende berichten, dass sie dadurch in einer Weise arbeiten und Erfahrungen machen können, wie sie es am Anfang ihrer Berufswahl erhofft haben. In der Folge lassen sich in der Klinik Diakonissen Linz Veränderungen in Richtung einer höheren Personalbindung beobachten. Darüber hinaus dürfen wir uns immer wieder über Blindbewerbungen freuen.

Die Identifikation und das Mitarbeiterengagement sind gestiegen. Ebenso sind eine höhere Motivation und Leistungsfähigkeit, mehr Flexibilität der Mitarbeitenden wahrnehmbar. Die Offenheit gegenüber Innovationen ist spürbar größer. Auch hat sich einiges im Bereich Resilienz positiv verändert, was an einem wahrnehmbaren Rückgang der Krankenstandzahlen zu bemerken ist. Mehr Vertrauen und eine angstfreiere Dialogkultur sind im Haus vorherrschend. Dieses authentische Zusammenspiel bewirkt eine ebenso steigende Patientenzufriedenheit.

Nach aussagefähigen Forschungsergebnissen sind ca. 30 % des Geschäftserfolgs auf Wirkungen der Unternehmenskultur zurückzuführen (Hauser et al. 2008).

1.1 Ausgangslage und Hintergründe zur Klinik

Betten: 120 (aktuell)
4 OP-Säle
Radiologie
Endoskopie
Augenzentrum
Rund 6.000 zu behandelnden Personen/Jahr
Rund 260 Mitarbeitende
40 Belegärztinnen und -ärzte

Um die Umsetzung von Spiritual Care in der Klinik Diakonissen Linz (▶ Abb. 1.1) besser nachvollziehen zu können, lade ich Sie ein, einem Blick in die jüngere Geschichte zu wagen.

»Denken Sie völlig frei.« Mit dieser Aufforderung beauftragte mich 2014 kurz nach meinem Dienstantritt der ärztliche Geschäftsführer mit der Entwicklung eines Konzeptes, um die Klinik auf eine spirituellere Basis zu stellen. Als katholische Seelsorgerin war mir dies in einem evangelisch geprägten Haus insofern sehr gut möglich, da ich keine »Grauen Eminenzen« in meinem Rücken spürte, die einen unbeeinflussten Blick erschwerten. Im Rückblick war dies ein entscheidender Faktor, der mir neue Wege öffnete.

1.1.1 Die Klinik Diakonissen Linz

1906 wurde das Krankenhaus in Linz als evangelisches Kranken- und Pflegeasyl von den Diakonissen gegründet. Träger der Klinik Diakonissen Linz ist das Evangelische Diakoniewerk Gallneukirchen.[2]

Die Persönlichkeiten an der Spitze dieser Linzer Privatklinik sorgen mit Weitblick und persönlichem Einsatz für eine erfolgreiche Positionierung und stetige Weiterentwicklung des Hauses. Die Klinik Diakonissen Linz verfügt auch über ein privates Facharztezentrum »medz«, das in direkter Anbindung zur Klinik steht.

Integriert war lange auch eine Gesundheits- und Krankenpflegeschule, welche einen wesentlichen Beitrag für die optimale Ausbildung des Pflegepersonals leistete. Hier wurden von mir bereits in allen drei Jahrgängen (im Ausmaß von je 16, 14 und 18 Einheiten) Inhalte von Spiritual Care vermittelt.[3] Im Moment ist die Schule aufgrund fehlender Fördermittel vonseiten des Landes Oberösterreich (OÖ) ruhend gestellt. 2020 entschied sich die ehemalige Direktorin dieser Ausbildungsstätte ebenfalls den Masterstudiengang Spiritual Care in Basel zu machen.

Laut Klinikleitbild versteht sich das Krankenhaus als führende Expertenklinik im Bereich der Privatmedizin.[4] Dieses zeichnet sich auch im *Pflegemodell und Pflegeleitbild* ab. Das Pflegemodell beruht auf den pflegewissenschaftlich anerkannten *Theorien von Dorothea Orem* (Schwerpunkte Selbstfürsorge, Gesundheitsförderung und ressourcenerhaltende Begleitung), *Hilde Peplau* (Kommunikation und Interaktion) und *Roper-Logan-Tierney* (Lebensaktivitäten). Deren Pflegemodell und -leitbild stammen aus dem Jahr 2011.

Es gehört zum Pflegeverständnis des Hauses, individuelle Bedürfnisse der zu behandelnden Personen zu erkennen, zu berücksichtigen und zu akzeptieren. D. h. es gibt für jeden Patienten einen individuellen Pflegeplan, der sich an den Patientenbedürfnissen orientiert mit laufender Evaluierung und Anpassung des formulierten Pflegeziels. Die Pflege erfolgt in Gruppen. Ein bis zwei Pflegepersonen, die sich die einzelnen Pflegeaufgaben selbst aufteilen, sind für eine Gruppe von Patienten zuständig. Sie verstehen sich als Teil eines multiprofessionellen Gesundheitsteams. Die Kategorisierung der Pflegetätigkeiten in Minuten, wie dies in den OÖ Landesspitälern üblich ist, wird in der Linzer Privatklinik seit mehreren Jahren so nicht mehr praktiziert.

Das *Klinikleitbild aus dem Jahr 2013* bildet eine wichtige Basis für das Verständnis der konzeptionellen Arbeit im Bereich Spiritual Care. Dieses elf Seiten starke Heft erhält jeder Mitarbeitende. Besonders wichtig sind als Fundament drei Handlungsprinzipien und die daraus resultierenden Leitsätze für Mitarbeitende, Führungskräfte und medizinische Expertenschaft. Das diakonische Leitbild geht auf das bio-psycho-sozio-spirituelle Modell aus der Medizin ein unter Einbeziehung des christlichen Menschenbildes evangelischer Prägung. Von der Diagnose bis zur Behandlung hat der Patient der Klinik Diakonissen nur einen fachärztlichen Ansprech-

---

2 https://www.linz.diakonissen.at/de/über-uns/organisation/, Zugriff am 12.07.2021.
3 https://www.linz.diakonissen.at/de/über-uns/geschichte/, Zugriff am 12.08.2021.
4 Genauere Informationen siehe https://www.linz.diakonissen.at/de/medizin-und-ärzte/, Zugriff am 12.07.2021.

partner, so beschrieben im Persönlichkeitsprinzip. Unter dem Dual-Service Prinzip versteht man, dass alle Berufsgruppen der Klinik Diakonissen mit den Fachärzten in gegenseitiger Wertschätzung eine »Serviceeinheit« bilden. In den Leitsätzen werden Empathie, Kommunikation in der interprofessionellen Teamarbeit und das wirtschaftliche Handeln betont.

In der Zusammenschau dieser Leitsätze und Handlungsprinzipien wird deutlich, dass die Klinik Diakonissen für die Einführung von Spiritual Care bestens geeignet ist. Kompetenzen wie *Empathie, Kommunikation, Dienst, Zusammenarbeit* und *gegenseitige Wertschätzung* werden eindeutig von allen Klinik-Mitarbeitenden eingefordert. Doch die Praxis zeigt, dass Vision und Realität nicht immer ganz beieinanderliegen. Ausdruck fand dies in der Mitarbeiterbefragung 2014. Defizitäre Brennpunkte wurden mitunter im Bereich der Wertschätzung, der Kommunikation, des Vertrauens und der Entlastung festgestellt.

In der Geschäftsleitung entstand, wie einleitend erwähnt, der Wunsch, die Klinik auf eine spirituellere Basis zu stellen. So entwickelte ich auch als Leiterin der damaligen Stabstelle Seelsorge aus dem Klinikleitbild, der Mitarbeiterbefragung und dem ganzheitlichen Körper-Geist-Seele-Modell ein Konzept, das mithilfe eines sogenannten Denkkreises weitergeführt wurde. Ziel dieses Denkkreises und späteren Arbeitskreises Spiritualität war es, den Aufbau eines spirituelleren Fundamentes für die Klinik Diakonissen voranzutreiben. Dennoch war es für die Klinik-Geschäftsleitung trotz Bekenntnis zu einer spirituellen Ausrichtung zunächst nicht einfach, sich auf einen möglichen Implementierungsprozess für Spiritual Care einzulassen. Unsicherheiten bzgl. Inhalte und Finanzierung machten es anfänglich schwierig, die Spitze für diesen Weg zu begeistern. Doch mit schrittweiser Überzeugungsarbeit und einer gewissen grundsätzlichen Offenheit vonseiten der Geschäftsführung gelang es, zunächst einzelne Projekte wie z. B. die Fokus Tage voranzutreiben. Nach den ersten beiden erfolgreichen Fokus Tagen wurde sogar ein dritter für April 2017 fixiert sowie ein Arbeitsschwerpunkt in Spiritual Care für das gesamte Krankenhaus festgelegt.

Im Jahr 2015 startete der erste Masterlehrgang Spiritual Care in Basel. Aufgrund der Anregung und Unterstützung meines evangelischen Kollegen beschloss ich teilzunehmen und das erst entstandene Konzept, welches bei der Studienleitung auf großes Interesse stieß, professionell und wissenschaftlich reflektiert weiter zu entwickeln. In dieser Zeit ermunterte mich mein damaliger Kollege und späterer Chef und Leiter der Abteilung diakonische Identitätsentwicklung enorm, den finanziellen Rahmen abzustecken und diese Idee gemeinsam bei der Geschäftsführung der Klinik Diakonissen zu lancieren. Er war von der ersten Stunde an von Spiritual Care begeistert. Nach den ersten geglückten Versuchen der Implementierung von Spiritual Care gelang es meinem damaligen Kollegen den Gedanken von Spiritual Care in das Diakoniewerk zu tragen. Ihm ist es zu verdanken, dass die Idee von Spiritual Care auch an Entscheidungsträger des Diakoniewerkes immer wieder herangetragen wurde. Schon bevor sich dieser Weg abzeichnete, war der Leiter der Abteilung Diakonische Identitätsentwicklung jener, der als erster Visionen in Richtung eines Spiritual Care Zentrums im Diakoniewerk entwickelte.

Rückblickend bin ich froh den Schritt nach Basel gewagt zu haben, obwohl die Entscheidung sich als sehr fordernd herausstellte. Nicht nur zeitliche und finanzielle Hürden waren zu nehmen. Es brauchte auch viel Überzeugungsarbeit bei meinen

Ansprechpartnern und Dienstvorgesetzen. Spiritual Care kam damals allmählich in Diskussion, aber was man darunter verstehen konnte, war nicht klar und erzeugte daher unter manchen Kollegen sogar Angst und Ressentiments.

Key Messages

Hilfreich für die Implementierung sind:

- Institution mit überschaubaren Strukturen
- Orientierung am Klinikleitbild
- Individueller Pflegeplan
- »Denken Sie völlig frei« – Mut zur Frage: Was braucht es heute wirklich?

1.1.2 Doch was ist eigentlich Spiritual Care?

Schnell kamen wir in unserem Studiengang zu der Erkenntnis, dass Spiritual Care eine sehr junge Disziplin ist. Der damalige Studienplan versuchte selbstverständlich auf alle relevanten Teildisziplinen und Fachexpertisen einzugehen. Dennoch entfachte dieser Suchprozess in unserem Studiengang immer wieder lebendige und leidenschaftliche Diskussionen, die eine innere Klärung bei jedem einzelnen vorantrieben. Schon in den ersten Monaten kristallisierte sich der Forschungsschwerpunkt meiner Masterarbeit heraus:

Welche Kompetenzen brauchen Mitarbeitende, um spirituelle Bedürfnisse der Patientinnen und Patienten wahrnehmen und darauf heilsam eingehen zu können? Wie lassen sich diese Kompetenzen im Kontext einer Klinik schulen?

Zunächst braucht es die Abklärung, was unter spirituellen Bedürfnissen zu verstehen ist. Unter dem Begriff Bedürfnis findet sich im Brockhaus 1997 die Erklärung: »Gefühl eines Mangels und der Wunsch diesem abzuhelfen« Im Duden steht: »Wunsch, Verlangen nach etwas; Gefühl, jemandes, einer Sache zu bedürfen; jemanden, etwas nötig zu haben«

Anders verhält es sich mit dem Begriff *Spiritualität*. Hier stößt man auf viele und differenziertere Definitionen, wie nachfolgende Ausführungen verdeutlichen. Dabei zeigt sich, wie unterschiedlich das Verständnis dieses Begriffs ist, gerade auch im Blick auf sich daraus ergebende notwendige Kompetenzen. Am Anfang meines Buches möchte ich darum dessen spirituelle Wurzeln verdeutlichen und einer möglichen Klärung besondere Aufmerksamkeit schenken.

1.2 Spiritualität – eine Begriffsklärung

Was ist eigentlich Spiritualität? Diese Frage löst oft heftige Diskussionen aus. Vielen ist der Begriff zu schwammig oder er wird als eine Art Modewort mit esoterischem

Touch gesehen. Daher möchte ich dazu ermutige, einen intensiveren Blick darauf zu wagen, um leichter verständlich zu machen, warum gerade jüngere Generationen sich eher mit Spiritualität identifizieren als mit Religion.

Die Frage nach dem allgemeinen Sprachgebrauch führt zunächst bei ersten Recherchen zu verschiedenen Lexika.

Der unterschiedliche Umgang mit diesem Begriff wird in der Enzyklopädie Brockhaus sichtbar. So findet man bereits 1993 eine relativ umfangreiche und differenzierte Darstellung: »Spiritualität, heute gleichbedeutend mit Frömmigkeit, …«. In den Ausgaben von 1997 kommt der Begriff Spiritualität überhaupt nicht vor. Es ist ausschließlich von Spiritismus, Spiritual, Spiritualen, Spiritualien, Spiritualismus die Rede (Strzysch und Weiß 1997, S. 215).

Im Duden sind Definitionen wie »Geistigkeit; inneres Leben, geistiges Wesen« zu finden. Eine ähnliche Definition für Spiritualität ist im Lexikon für Psychologie zu entdecken: »Frömmigkeit, eine vom Glauben getragene geistige Orientierung und Lebensform, die im Gegensatz zur vorherrschenden materialistisch-mechanischen Weltsicht steht.« 2005 findet man im Lexikon »Die Zeit« unter dem Begriff Spiritualität *die, Religion*: die durch seinen Glauben begründete und durch seine konkreten Lebensbedingungen ausgeformte geistig-geistliche Orientierung und Lebenspraxis eines Menschen« (Weiß 2005, S. 24).

1.2.1 Geschichtlicher Exkurs zum Begriff

Im Unterschied zu weltlichen, materiellen und körperlichen Dingen bezeichnet das lateinische Wort *spiritualis* im europäischen Mittelalter geistliche Dinge. Das lateinische Wort *spiritus* führt uns noch weiter in der Geschichte zurück: es ist die Übertragung des hebräischen Wortes *ruah* bzw. die des griechischen Wortes *pneuma* und meint den Geist Gottes.

Das Wort Spiritualität taucht Ende des 19. Jahrhunderts in Frankreich in der christlichen Ordenstheologie auf und bezieht sich damit vor allem auf Frömmigkeit, Askese und Mystik. In der deutschen Sprache wird es um 1940 erstmals im Rahmen des katholischen und etwas später schließlich auch im Rahmen des evangelischen Christentums verwendet.

Heute wird der Begriff Spiritualität ganz selbstverständlich von allen Religionen gebraucht. Man spricht von christlicher, jüdischer, muslimischer usw. Spiritualität. Sie wird als eigentlicher Kern jeder religiösen Tradition verstanden. Alle bekannten Religionen beziehen sich auf religiöse Erfahrungen, das lebendige, religiöse Erleben von Stifterfiguren, auf visionäre Persönlichkeiten, auf Propheten und Prophetinnen, auf Mystiker und Mystikerinnen (Heller 2014). Corinna Dahlgrün, die sich vor allem mit christlicher Spiritualität auseinandergesetzt hat, sagt in ihrem Werk über verschiedene christliche Zugänge dazu: »Nach meiner Auffassung gehören zum Phänomen »Spiritualität« verschiedene Komponenten« (Dahlgrün 2009, S. 1); als erstes nennt sie die Beziehung zu Gott, oder vorsichtiger formuliert, zu einer transzendent wahrgenommenen Macht. Weiters braucht es ihrer Meinung nach eine dadurch konstituierte Gottes- bzw. Transzendenzerfahrung seitens des Menschen und eine Gestaltung dieser Beziehung in seinem Lebenslauf (Dahlgrün 2009).

1.2.2 Religion und Spiritualität – eine Begriffsdifferenzierung

Der Religionswissenschaftler Jürgen Mohn (Lehreinheit 4, Religionswissenschaften, 28./29. August 2015, zusammengefasst von Christa Gäbler-Kaindl 2016a) begreift unter Religion ein Spektrum individueller Erfahrungen sowie einen gesellschaftlichen Zusammenhang wie z. B. Religionsgemeinschaften, Kirchen. Er beschreibt Religion als ein Phänomen, das nicht auf den Punkt zu bringen ist. Wenn wir von Religion reden, dann kann es gemäß Mohn um viel Verschiedenes gehen: z. B. Erfahrung, Heimat, Bindung, Glaube, Gott etc. (Gäbler-Kaindl 2016a).

Für die Theologin und Psychiaterin Elisabeth Grözinger (Lehreinheit 7, Psychologie, 27./28. November 2015, Gäbler-Kaindl 2016a) ist Religion ein Sprachsystem, und Spiritualität bezeichnet das individuelle Sprechen dieser Sprache (Gäbler-Kaindl 2016a).

Birgit Heller bezeichnet den Begriff Spiritualität als schillerndes und unscharfes Modewort. Dennoch geht sie davon aus, dass Spiritualität eine Basisqualität des Menschen ist. In den Definitionen von Spiritualität überwiegen ihrer Meinung nach die Dimensionen der Sinnsuche, Sinngebung, und die Fähigkeit zur (Selbst-)Transzendenz. Laut Birgit Heller wird Spiritualität sowohl auf Religiosität bezogen als auch davon abgegrenzt. Nur eine Minderheit, so ihre Erkenntnis, trennt de facto scharf zwischen Religiosität und Spiritualität.

Birgit Heller trifft folgende Unterscheidung: Religion werde meist als System betrachtet und erscheine als an eine Glaubensgemeinschaft gebunden, während Religiosität als die subjektive Dimension von Religion gelte. Spiritualität wird ihrer Meinung nach als Gegensatz oder Alternative zu religiösen Organisationsformen vor allem zur Kirche gesehen. Religion gelte als eher rückständig, einengend, formal und dogmatisch, Spiritualität wirke hingegen modern, offen, erfahrungsorientiert und authentisch (Heller 2014).

Diese Gedanken von Birgit Heller werden auch von Doris Nauer in ihrem Buch »Spiritual Care statt Seelsorge« aufgegriffen. Doris Nauer präzisiert sie jedoch weiter, in dem sie wie Paul Zulehner davon spricht, dass sich eine Art Respiritualisierung in westlich geprägten Gesellschaften abzeichnet (Nauer 2015).

Diese postsäkulare Spiritualität weist einige Spezifika auf, die sich auf Spiritual Care auswirken. Auch darauf weist sowohl Doris Nauer als auch Schneidereit-Mauth hin (Nauer 2015).

1.2.3 Spiritualität und Transzendenz

Nach Auffassung von Birgit Heller bezeichnet der Begriff Transzendenz eine Selbst-Überschreitung oder besser Ich-Überschreitung (Heller 2014). »Während beispielsweise der Kauf eines Autos oder der Bau eines Hauses Beispiele für so genannte kleine Transzendenzen darstellen, sind große Transzendenzen mit den fundamentalen Lebensfragen nach dem Woher, dem Wohin und dem Warum verbunden« (Heller 2014, S. 59).

Albrecht Grözinger spricht in Bezug auf Transzendenz von einer horizontalen (sich verbunden fühlen mit der wahrnehmbaren Wirklichkeit) und einer vertikalen

Spiritualität (das Verbunden sein mit dem Unsichtbaren, Heiligen) (Gäbler-Kaindl 2016a).

Zu einem ähnlichen Ergebnis kommt Tatjana Schnell in ihrer Forschung. Die Professorin am Institut für Psychologie in Innsbruck hat in ihrer Studie das Inventar der fünf Sinndimensionen und ihrer sinngebenden 26 Lebensbedeutungen erforscht. Sie spricht auch von vertikaler und horizontaler Selbsttranszendenz: je breiter und tiefer Sinnquellen genutzt würden und je mehr Dimensionen einer Sinngebung daraus beteiligt seien, desto höher werde auch die Wahrscheinlichkeit einer Sinnerfüllung (Schnell 2014).

Kritisch betrachtet dies Elisabeth Grözinger im Kontext der dargestellten Positionen (Lehreinheit 7, 27./28. November 2015). Sie bezweifelt aus psychiatrischer Sicht, ob jeder Mensch Sinn sucht oder Sinn braucht. Das Finden von Orientierung und Geborgenheit sei wichtiger (Gäbler-Kaindl 2016a).

Von einem vertikal geweiteten Spiritualitätsverständnis spricht Giovanni Maio. Der Blick könne dadurch vom rein Materiell-Leiblichen dahingehend geweitet werden, das Leben als Geschenk zu betrachten (Maio 2013).

1.2.4 Spiritualität als universales Merkmal des Menschen

Bereits in der Vergangenheit taucht im theologischen Diskurs die Frage auf, ob der Mensch als »unheilbar religiös« einzustufen sei. Die Antworten sind vielfältig. Birgit Heller stuft die von vielen Protagonisten geteilte Einschätzung, dass jeder Mensch spirituell sei, als problematisch ein (Heller 2014). Sie meint: »Der Respekt gegenüber einer individuellen, einzigartigen Person erfordert, dass das jeweilige Selbstverständnis anerkannt wird, auch wenn es vielleicht nicht mit der eigenen Weltanschauung übereinstimmt.« (Heller 2014, S. 68).

Insgesamt laufen die meisten Auseinandersetzungen mit dem Begriff Spiritualität auf die Beschreibung einer offenen Spiritualität hinaus, die sich von Religion unterscheidet. Doch was bedeuten diese vielen unterschiedlichen Positionen von Spiritualität für Spiritual Care in einem Krankenhaus?

1.2.5 Spiritualität und Medizin

Aufgrund der Weite des Begriffes ist das Verhältnis von Spiritualität und Medizin vielfältig und komplex.

Birgit Heller stellt fest: »Die Trennung zwischen Materie/Körper und Seele/Geist ist in den verschiedenen Kulturen der Menschheitsgeschichte selten absolut. In den meisten Kulturen außerhalb der westlichen Welt wird die Trennung des Menschen in Materie und Geist nicht so strikt vorgenommen, wie in der europäischen Wissenschaftstradition seit Descartes.« Und sie setzt fort: »Vor diesem Hintergrund wird deutlich, dass postmoderne Spiritualität das moderne dualistische Denken hinter sich lässt und wieder an traditionelle Weltbilder anknüpft. So gesehen stellt die vermeintlich neue Ganzheitlichkeit eigentlich eine Rückwende dar« (Heller 2014, S. 63).

Ulrich Körtner teilt diese Ansicht. Die religiösen Grundüberzeugungen seien bei den unterschiedlichen Spielarten einer Alternativ- oder Ganzheitsmedizin unübersehbar. Seiner Meinung nach steigt das Interesse für die religiöse Dimension von Krankheit, auch wenn die Wechselwirkungen zwischen Religion und Gesundheit komplex seien wie z. B. sowohl die positive als auch negative Wirkung von Gebeten. Wenn über Spiritualität als möglichen Teil ärztlichen Handelns nachgedacht werden soll, so ist es nach Körtner auch hier notwendig, den Begriff der Spiritualität zu präzisieren (Körtner 2011).

Eckhard Frick, Theologe und Mediziner, spricht sich hingegen für ein bewusst entgrenztes, definitorisch offenes Verständnis von Spiritualität aus (Frick 2012).

Auch wenn der evangelische Theologe Traugott Roser die offensichtliche Begriffsunschärfe als Problem erkennt, so geht er noch weiter, in dem er sagt: »Spiritualität im Palliativkontext ist diesem Verständnis nach genau – und ausschließlich – das, was der Patient dafür hält« (Roser und Gratz 2011, S. 57).

Eine etwas andere Position nimmt Erhard Weiher ein, wenn er formuliert: »Spiritualität ist eine innerste Gestimmtheit, ein bewusster oder nicht bewusster innerer Geist, der das Alltagsleben transzendiert, aus dem heraus Menschen ihr Leben empfinden, sich inspiriert fühlen und ihr Leben gestalten« (Weiher 2014, S. 24). Seiner Meinung nach geschieht spirituelle Erfahrung dort, wo sich ein Mensch mit dem Geheimnis des Lebens in Verbindung weiß. Für ihn ist Spiritualität ins Leben eingewoben. Gemeint ist dessen innerste Gestimmtheit, das Motiv, aus dem das Leben bewusst oder – viel öfter – implizit verstanden und entworfen wird (Weiher 2014).

Diese Definitionen haben tendenziell die Begleitkomponente von Spiritual Care noch wenig im Blick. Darum ist auf jene existenziell sehr wichtige Bewegung des Menschen zu verweisen, die Albrecht Grözinger beschreibt: Der Mensch gewinnt Identität nicht nur durch ein »bei sich selbst bleiben«, sondern indem er aus sich selber heraustritt und zu Gott/ zu Transzendentem/zu Anderem in Beziehung tritt. Von dort soll er getröstet in sein Ich zurückkehren (Gäbler-Kaindl 2016a). Nur aus diesem Verständnis ist so etwas wie Begegnung, Begleitung möglich.

In diesem Zusammenhang ist Kohli Reichenbach zu erwähnen. Für den Zugang zur Spiritualität einer hilfesuchenden Person empfiehlt sie die Unterscheidung zwischen religiöser und offener Sprache. Darunter versteht sie die religiöse (z. B. liturgische Texte und Handlungen, Salbungen, Segnungen, Gebete) und die offene Sprache (Gespräche, erzählen lassen, selbst gestaltete Rituale, Streicheln etc.) (Gäbler-Kaindl 2016a).

Dies führt zur Sichtweise des Epidemiologen, Sozialmediziners und Gesundheitsforschers Friedrich Wilhelm Schwartz (Lehreinheit 2, Medizinische Grundlagen, 6./7. Juni 2015, Gäbler-Kaindl 2016a), der eine religiös institutionalisierte, gebundene Spiritualität einer subjektiven, ungebundenen Spiritualität gegenüberstellt (Gäbler-Kaindl 2016a).

Doris Nauer tritt für ein offeneres Spiritualitätsverständnis ein. Spiritualität wird für sie zunehmend entmonopolisiert, pluralistisch sowie synkretistisch, antidogmatisch und erfahrungsorientiert, individualisiert und personalisiert. Außerdem wird Spiritualität aus Sicht von Doris Nauer bzw. Schneidereit-Mauth immer mehr im Sinne einer Ressource mit heilsamer Wirkung gesehen. Dies wird zunehmend auch im Gesundheitssystem so wahrgenommen (Nauer 2015).

Schneidereit-Mauth vertieft die Frage, was Gesundheit fördert. Sie geht dabei besonders auf das Modell der Salutogenese von Aaron Antonovsky ein und verweist auch auf die krankmachende Seite von Spiritualität. Dabei greift sie das Bild von Antonovsky auf: es gehe nicht darum, den Strom mit seinen Stromschnellen zu begradigen. Ziel sei es vielmehr, die Menschen zu guten Schwimmern zu machen. Sie meint, aus einer salutogenen Sichtweise komme der Spiritualität ein eigenes Gewicht zu. Daher möchte sie die Sorge um die spirituellen Bedürfnisse nicht nur den Gesundheitswissenschaftlern überlassen. Die spirituellen Bedürfnisse von Patienten und Patientinnen seien oft sehr komplex und verlangten, ebenso wie andere medizinische Spezialgebiete, eine fundierte Ausbildung (Schneidereit-Mauth 2013).

Im Verhältnis von Medizin und Spiritualität ist eine offene Spiritualität, die sich zugleich von Religion unterscheidet, wichtig. Bei Fortbildungsangeboten für Mitarbeitende in Spiritual Care ist es daher empfehlenswert, diese nicht im Kontext einer konkreten Spiritualität zu schulen. Allgemein hat sich in der Gesellschaft der Zugang zu Spiritualität und Religion schon sehr gewandelt und tut es noch immer. Bei einer Fortbildung für Seelsorger meinte eine Kollegin nach der Vorstellung verschiedener Spiritualitätsdefinitionen: »Als Theologen brauchen wir uns damit nicht mehr so lange zu beschäftigen, wir wissen ohnehin, was Spiritualität ist.« Hier erlebe ich einen wesentlichen Knackpunkt, warum es für manche Theologen so schwierig ist Angebote im Rahmen von Spiritual Care für Mitarbeitende ansprechend zu gestalten. Wir sind uns in unserem Verständnis der Sache sehr sicher. Dadurch kommt der Respekt vor dem andersartigen Zugang vieler Mitarbeitenden oft zu kurz. Durch meine Kolleginnen und Kollegen im Krankenhaus durfte ich bei Schulungen immer wieder erfahren, wie unterschiedlich spirituelle Zugänge sind. Ich erlebe mich immer wieder als Lernende und bin aufs Neue herausgefordert, in meinem Denken noch freier und toleranter zu werden.

In der Masterstudiengruppe Spiritual Care (2015–2017) aus Basel haben sich die Teilnehmenden unter dem Begriff *Spiritualität* zusammenfassend auf folgendes geeinigt: »Spiritualität ist eine menschliche Qualität, ein Raum in seinem Inneren. Sie zeigt sich im Verbunden-sein mit dem Nächsten, mit der Welt, mit der Natur, mit sich selbst und mit einem Transzendenten (Heiligen, Gott). Sie ist wirksam bei der Suche nach Sinn, nach Halt und Orientierung. Sie hilft mit Sinnlosigkeit umzugehen. Spiritualität ist ein Geschenk, sie ist unverfügbar und ein Geheimnis.« (Gäbler-Kaindl 2016b)

Wie brauchbar sind solch offene Beschreibungen von Spiritualität für Spiritual Care?

1.2.6 Spiritual Care als Begriff

Die Herkunft des Begriffes Spiritual Care, so Doris Nauer, lässt sich schwer fixieren. Das Wort »spiritual« kann »geistig, geistlich, vergeistigt, ideell, seelisch, spirituell« bedeutet und »care« heißt übersetzt so viel wie »sorgen«.

Vor mehr als 25 Jahren wurde im Gesundheitswesen Spiritual Care als Begriff vor allem in England, Nordamerika und Kanada etabliert. In Europa hielt der Begriff zunächst in den Niederlanden und etwas später in Deutschland Einzug. Generell ist festzuhalten, dass sich der gesellschaftliche Um- und Zugang zu Themen wie Spiritualität und Religion in Europa von jenem in Amerika stark unterscheidet (Nauer 2015).

Die Masterstudiengruppe Spiritual Care(2015–2017) aus Basel versteht unter *Spiritual Care* die Begleitung beim Finden der eigenen Wahrheit und die Stärkung der Ressource Spiritualität sowie die Sorge um die Atmosphäre in einer Institution (Gäbler-Kaindl 2016b): »Spiritual Care erfordert eine Haltung von Aufmerksamkeit, Präsenz, Offenheit, Vertrauen und Liebe. Spiritual Care ist Begegnung« (Gäbler-Kaindl 2016b).

Unter Spiritual Care wird von den drei Professoren Gäbler-Kaindl, Leiggener und Zeilhofer ein Konzept im Gesundheitswesen verstanden, das drei Aspekte umfasst:

- »*Erstens* die umfassende Sorge um kranke Menschen, zu der das Eingehen auf spirituelle Bedürfnisse Leidender und ihrer Angehörigen gehört.
- *Zweitens* die Sorge um die eigene Motivation, zu der die Pflege spiritueller Bedürfnisse gehört.
- *Drittens* die Sorge um die Organisation Gesundheitswesen, damit sie die umfassende Sorge um leidende Menschen gewährleistet.« (Gäbler-Kaindl et al. 2015)

Key Messages

Die Implementierung von Spiritual Care erfordert:

- ein offenes Spiritualitätsverständnis, das sich von Religion unterscheidet
- die Wahrnehmung der Komplexität des Verhältnisses von Spiritualität und Medizin
- viel kritische Selbstreflexion
- Spiritual Care als Konzept auf drei Ebenen

1.3 Ein Blick in die Literatur

Namhafte Wissenschaftler haben sich im deutschen Sprachraum in ausführlicher Form mit den Kompetenzen für Spiritual Care auseinandergesetzt. Ihre Fragestellung bezieht sich dabei insbesondere auf die notwendigen Kompetenzen für Mitarbeitende im Gesundheitswesen. Im Folgenden werden Ulrich Körtner, Birgit und Andreas Heller sowie Doris Nauer mit ihren Ansichten darüber, welche Kompetenzen ihrer Meinung nach für Spiritual Care als unentbehrlich gelten, vorgestellt.

Der in Österreich lehrende evangelische Theologe *Ulrich H. J. Körtner* geht mit großem Hintergrundwissen zu medizinethischen Fragen an dieses Thema heran. Körtner meint, dass Spiritualität, die in die Kultur einer Institution integriert werden soll, offen sein muss für Menschen unterschiedlicher Konfessionen, Religionen und Weltanschauungen. Deshalb muss anhand der Strukturen der Arbeits- und Lebensbedingungen in einer Klinik oder in einem Pflegeheim die Frage gestellt werden, ob eine Atmosphäre entsteht, die die Kommunikation von spirituellen Themen fördert oder verhindert (Körnter 2011).

Die zwei in Österreich wirkenden katholischen Theologen *Andreas* und *Birgit Heller* haben ihren Zugang zum Thema durch verschiedene Untersuchungen auf dem Gebiet von Palliativ Care gewonnen. Andreas Heller, Spezialist für Organisationsethik, betont die bedeutsame Rolle der Institution, in welche die verschiedenen Beziehungen für Spiritual Care eingebettet sind. Tatsache ist für sie, dass durch Spiritual Care der Mensch wieder in seiner Ganzheitlichkeit entdeckt wird, gerade was die Wahrnehmung von Schmerz und Leiden betrifft.

Das Fachgebiet der vierten Autorin, der in Deutschland tätigen katholische Theologin *Doris Nauer* ist die Seelsorge. Ähnlich wie Heller und Heller stellt auch sie kritische Fragen in Bezug auf das Verhältnis von Spiritual Care zur Krankenhausseelsorge. Ihre intensive Auseinandersetzung mit dem pastoraltheologischen Bereich der Seelsorge ermöglicht ihr einen sehr differenzierten Blick auf die Frage der Kompetenzen, die Mitarbeitenden benötigen, um spirituelle Bedürfnisse wahrnehmen zu können.[5]

Aus der zunächst theoretischen Erarbeitung entstand in einem ersten Schritt ein Fortbildungsangebot mit dem Fokus auf der Lehrebene der Haltungen – ein Sensibilisierungstag, welcher mit zwei zeitlich aufeinander folgenden Fragebögen evaluiert wurde. Das Ergebnis zeigt auf welche Faktoren die Schulbarkeit dieser Kompetenzen beeinflussen. Darüber hinaus wird sichtbar, dass neben der Sorge um die Patienten und Angehörigen, auch die Sorge um die eigene Motivation als auch die Sorge um die Organisation im vorgestellten Konzept von Spiritual Care relevant sind, um Kompetenzen im ganzheitlichen Sinn zu fördern.

1.3.1 Drei Positionen zu Spiritual Care

Ulrich H. J. Körtner

Ulrich Körtners Ausführungen zu Spiritual Care findet man erstmals in einem Skriptum (9. bzw. 14.11.2007) verfasst nach der Podiumsdiskussion am 5. November 2007 in Wien zum Thema »Spiritualität – Teil ärztlichen Handelns?!«.

So fragt Ulrich Körtner ganz bewusst, in welchem Sinne sich – theologisch verantwortlich – von Spiritualität in der Medizin sprechen lässt. Dadurch werden einige sehr wesentliche Kompetenzen für Mitarbeitende einer Klink und Entwicklungsbereiche der jeweiligen Institution sichtbar:

---

5 Die theoretische Erarbeitung geschieht in meiner Masterarbeit durch Recherchen in der Literatur. Nach gründlichem Vergleich erfolgt eine Zusammenschau, die die Gemeinsamkeiten und Unterschiedlichkeiten herausfiltert und den Gegebenheiten einer Klinik gegenüberstellt.

A. »Professional attitudes«: Das Wort Spiritualität, so Körtner, kommt vom lateinischen »spiritus = Geist«. Gemeint sei der göttliche Geist, der auch im Menschen Platz greifen will und soll. Zur Spiritualität gehörte jedoch ebenso die Frage, aus welchem Geist heraus ich meine Arbeit tue, meinen Beruf ausübe und anderen Menschen begegne. Neudeutsch gesprochen hat laut Körtner Spiritualität etwas mit den »professional attitudes« von Ärzten und Pflegenden zu tun. Empathie, Nächstenliebe, Fürsorglichkeit und Barmherzigkeit sind Geistesgaben, die nach dem Verständnis des Autors die Grundhaltung von Medizinern und Pflegenden prägen sollten (Körtner 2007).

Aus ethischen Gesichtspunkten ließen sich die Begriffe Menschenwürde, Respekt, Mitgefühl und Gerechtigkeit ergänzen. Gemeint ist also ein reflektorischer Zugang (Körtner 2015).

B. Endlichkeit zu akzeptieren sieht Körtner als wesentliche Grundkompetenz. Spiritualität weiß seiner Meinung nach um den Geschenkcharakter von Leben und Gesundheit, um ihre Unverfügbarkeit und Kontingenz. Es ist zu bedenken, dass bei aller Professionalität das Gelingen therapeutischer Prozesse doch eine Gnade und ein Grund zu Demut und Dankbarkeit ist. Eine alte Weisheit, die Körtner in seinen Erläuterungen immer wieder einbaut, lautet: »Medicus curat, natura sanat, Deus salvat«. Heilung liegt demnach nicht allein in Menschenhand. Spiritualität in der Medizin bedeutet, sich mit der eigenen Endlichkeit auseinanderzusetzen. Es heißt aber auch, die Endlichkeit der Heilkunst zu akzeptieren und diese nicht zur Heilslehre zu überhöhen. Ärzte und Patienten sollten sich wechselseitig von übertriebenen Erwartungen entlasten und lernen, mit vermeintlichem Scheitern und Misserfolgen umzugehen. Besonders wichtig wird dieser Aspekt im Fall von unheilbarer oder chronischer Krankheit (Körtner 2007). In seinem Vortrag auf der 42. Kaiserswerther Generalkonferenz in Gallneukirchen fragt er, wie auch Henning Luther, ob die modernen Ideale der Vollkommenheit und Ganzheit, die sich im utopischen Gesundheitsbegriff unserer Gegenwart widerspiegeln, nicht in Wahrheit zerstörerisch statt heilend wirken. »Zerstören sie nicht das lebbare Leben? Unser Leben mit all seinen Brüchen, Fehlern, Unvollkommenheiten, Schwächen« (Luther 1991, S. 263).

C. Zur Spiritualität gehört nach Körtner die Einsicht, dass Medizin und Pflege nicht nur eine Technik, sondern auch eine *Kunst* sind, die wie jede Kunst auch der Inspiration und des Kairos, des rechten Augenblicks und der Fügungen bedarf. Wie Rössler und der katholische Krankenhausverband schreibt auch Körtner, es gelte oft unausgesprochen die Überzeugung, dass Ärzte oder Pflegende Probleme einfach sachgerecht, d. h. fachlich, lösen würden. Wäre dies wirklich so, dann hätten wir es bei den Ärzten mit Medizintechnikern zu tun, die den Namen Arzt nicht verdienen, und bei den Pflegenden mit Pflegerobotern, die den Namen Schwester oder Pfleger nicht verdienen (Körtner 2007).

D. Spiritualität hat für Körtner in Medizin und Pflege ganz wesentlich mit der *Ressource Vertrauen* zu tun, ohne die therapeutische und pflegerische Prozesse nicht gelingen können. Wie Dietrich Rössler beschreibt Körtner, dass Ärzte und Pflegende einerseits Selbstvertrauen und Vertrauen in ihre Fähigkeiten und die ihnen zur Verfügung stehenden Mittel brauchten. Andererseits brauchen Patientinnen und Patienten und ihre Angehörigen jedoch genauso Vertrauen in die Heil- und die Pflegekunst der Ärzte und Pflegekräfte. Körtner verweist gemeinsam mit dem Mediziner und evangelischen Theologen Dietrich Rössler darauf, dass Vertrauen akzeptierte Abhängigkeit sei, ein Faktor, den er in seinen verschiedenen Schriften immer wieder nennt. Für Körtner liegt darin ein Hinweis auf das Bewusstsein von Abhängigkeit schlechthin, das der große protestantische Theologe Friedrich Schleiermacher als Wesen der Religion beschrieben hat. Vertrauen sei immer auch eine Glaubenssache. Damit meint er nicht nur den Glauben an die Kompetenz eines Arztes, sondern auch den Glauben an Gott als Tiefendimension unseres Daseins. Zur Spiritualität gehört es nach Meinung von Körtner, diese Tiefendimension menschlichen Vertrauens und Hoffens freizulegen und nach Quellen des Vertrauens zu suchen. Nach seinem Spiritualitätsverständnis ist es wesentlich, sich den vielfältigen Ängsten, den eigenen wie den fremden zu stellen. Statt die Lebensangst, die doch immer auch Todesangst ist, zu tabuisieren, wie dies in unserer Gesellschaft und im medizinischen Alltag häufig geschieht, sei es wichtig, ihr bewusst Raum zu geben.

E. Spiritualität bedeutet nach Auffassung von Ulrich Körtner *Kommunikation*. Kommunikation zwischen Mensch und Gott bzw. zwischen den Menschen untereinander ist unumgänglich. Er meint, dass der Geist Kommunikation stiftet und eröffnet. Der Geist ist die Atmosphäre, in der die Kommunikation zwischen Arzt und Patient stattfinde. Sein Wirken ereigne sich zwischen Arzt und Patient. Der Geist sei der Zwischenraum menschlicher Kommunikation, der das Ich und Du ebenso verbindet, wie voneinander abgrenzt und unterscheidet.

F. Das Thema Spiritualität hat nach Körtner nicht nur mit der Haltung und Einstellung des Einzelnen, des Patienten, des Arztes oder der Pflegenden zu tun, sondern auch mit der *Kultur einer medizinischen oder pflegerischen Einrichtung*. Er meint damit den Geist, der in einem Haus herrscht. Damit ist Spiritualität auch ein organisationstheoretisches Thema. Architektur und Strukturen eines Hauses können gewissermaßen Objektivationen des Geistes sein. Diese vermitteln eine bestimmte Atmosphäre, ermöglichen, fördern oder verhindern Kommunikationsprozesse. Zur Dimension der Spiritualität gehört nach Körtner daher die Frage nach den Strukturen, den Arbeits- und Lebensbedingungen in einer Klinik oder einem Pflegeheim. Natürlich zählt dazu auch, welche Budgets für Angebote der Seelsorge sowie der entsprechenden Fort- und Weiterbildung zur Verfügung stehen (Körtner 2007).

Dem würde Thomas Steinforth sicherlich zustimmen, denn er sieht die Förderung der spirituellen Kompetenz auf drei Ebenen: in der Personalauswahl, in der berufsbezogenen Begleitung und Ermöglichung der Weiterbildung der Mitarbeitenden sowie in der Organisation- und Kulturentwicklung eines Betriebes (Steinforth 2013).

Dem großem Ethik-Fachmann Ulrich Körtner ist natürlich die Förderung der ethischen Kompetenz aller Mitarbeitenden besonders wichtig. Er sieht dies als entscheidenden Beitrag für das Qualitätsmanagement, gerade in einer zunehmend pluralistischeren Gesellschaft (Körnter 2009).

Birgit Heller und Andreas Heller

Ausgehend von der These, dass Spiritual Care alle etwas angeht, müsste sie nach Andreas und Birgit Heller konsequenterweise in einem multidisziplinären Team verortet werden. Derzeit ist ein besonderes Interesse an spiritueller Begleitung und die Übernahme von Zuständigkeit seitens der Pflegepersonen festzustellen. Nachvollziehbar ist dies aufgrund der hohen Präsenz und Kontinuität von Pflegenden in der Sorge für kranke und sterbende Menschen. Dadurch sind sie prädestiniert für die Wahrnehmung spiritueller Bedürfnisse (Heller und Heller 2014). Doch sind es auch zunehmend Ärzte, die eine tragende Rolle im Kontext von Spiritual Care für ihre Profession beanspruchen und sich dabei auf entsprechende Studienergebnisse berufen. Demnach möchten viele Patienten ihre spirituellen Belange am liebsten in die Hände des behandelnden Arztes legen (Borasio 2011). Im Vergleich zu den bereits genannten Wissenschaftlern nennt das Ehepaar Heller klar und deutlich auch das Reinigungspersonal in Gesundheitseinrichtungen als Gesprächspartner für spirituelle Themen. Auch wenn deren Tätigkeiten hierarchisch auf der niedrigsten Ebene der Institution angesiedelt sind, scheint die existenziell-spirituelle Dimension hier am meisten Raum zu finden. Gerade alltagsnahe, niederschwellige und unmittelbare Kontakte ermöglichen eher eine existenzielle Kommunikation, der eine spirituelle Dimension zugeschrieben werden kann. Grund dafür kann sein, dass dieser Raum des Spirituellen frei von Absichten und Erwartungsdruck ist und vielleicht gerade deshalb geschätzt wird (Heller und Heller 2014).

In der folgenden Abbildung (▶ Abb. 1.2) werden die verschiedenen Ebenen der Zuständigkeit dargestellt.

Wer ist zuständig für Spiritual Care?

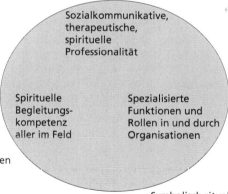

- Biografiearbeit/Relecture
- Sinnerschließung/Deutungszusammenhänge
- Entlastung/Versöhnung/Integration

Sozialkommunikative, therapeutische, spirituelle Professionalität

Spirituelle Begleitungskompetenz aller im Feld

Spezialisierte Funktionen und Rollen in und durch Organisationen

- Absichtslos umsorgen
- Aktiv zuhören
- Compatisch sein
- Dienen/Demut
- Würdigen/Wertschätzen

- Symbolisch rituelle Interaktion
- Sozial-kollektive Ritualisierung
- Interpersonale, interdisziplinäre Settings

Abb. 1.2: Verschiedenen Ebenen der Zuständigkeit (nach Heller und Heller 2018, S. 30)

Man darf laut Andreas und Birgit Heller über all den Debatten professioneller Zuständigkeit nicht vergessen, dass zuallererst die Verantwortung bei dem kranken oder sterbenden Menschen selbst liegt, sich mit dem ihm wirklich Wichtigen auseinanderzusetzen, mit dem was dem eigenen Leben und Sterben einen letzten Sinn gibt, mit dem was in der Erfahrung der Einsamkeit und Angst hält und trägt, und dem was angesichts von Zweifel und Verzweiflung hoffen lässt (Heller und Heller 2014).

Aus diesem Modell der verschiedenen Zuständigkeiten (▶ Abb. 1.2) ist sehr gut ersichtlich, welche Kompetenzen von den verschiedenen Mitarbeitenden gebraucht werden.

Mit der Ebene der »spirituellen Begleitungskompetenz aller im Feld« ist jene Basis gemeint, die sowohl allen professionellen als auch ehrenamtlichen Begleitpersonen gemeinsam sein muss. Dazu zählen Kompetenzen wie absichtslos umsorgen, aktiv zuhören, compathisch sein, dienen (Demut), würdigen, wertschätzen. Dabei geht es weniger um spirituelles Sorgen als um eine Spiritualität der Sorge. Heller und Heller sind der Meinung, Spiritual Care – als Fundament von Sorgekultur – setze voraus, dass Menschen aus der Krankenrolle herausgelöst werden müssen (Heller und Heller 2014).

Davon lässt sich nun eine weitere Ebene der besonderen spirituellen Kompetenz unterscheiden, die eine tiefgreifende, existenzielle Auseinandersetzung voraussetzt: die »sozialkommunikative, therapeutische, spirituelle Professionalität«. Besonders die verschiedenen religiösen Experten und professionellen Rollen, d. h. Betätigungsfelder der Seelsorge hier angesiedelt, wobei die rituellen Kompetenzen viel höher gewichtet werden als die spirituellen. Laut Ehepaar Heller sind diese Betätigungsfelder nicht deckungsgleich, sie überschneiden sich. Beispielsweise drückt sich Spiritualität in der Gestaltung von Abschiedsritualen für die betroffenen Menschen und für diejenigen, die sich ihrer angenommen haben, aus.

Daneben entstehen nach der Psychologin Claudia Wenzel Formen einer neuen spirituellen Professionalität. Das Ehepaar Heller nennt zum einen die einzelnen Vertreter der verschiedenen Professionsgruppen im Gesundheitswesen, die auf individuellen Bahnen ein besonders spirituelles Interesse ausbilden und in ihren Tätigkeitsbereich einbringen. Zum anderen meinen sie die Anbieter aus dem komplementär-alternativmedizinischen Bereich, sowie der ganzheitlichen Körper-Bewusstsein-Praktiken wie z. B. Yoga, Tai-Chi oder Shiatsu. Hier ist Spiritual Care ein selbstständiger und selbstverständlicher Aspekt der professionellen Zuwendung. Impulse für die spirituelle Entwicklung könnten neben den traditionellen Formen der Seelsorge für konfessionell-religiöse und interessierte Menschen durch Spiritual Care und in Kooperation mit den unterschiedlichen komplementär- und alternativmedizinischen Angeboten sowie energetischen Methoden und Meditationsformen freigesetzt werden (Heller und Heller 2014).

Nach Andreas und Birgit Heller bezieht sich die dritte Ebene auf Funktionen oder Rollen, die in einer Organisation generell den Rahmen für Spiritual Care herstellen. Sie nennen diese Ebene »spezialisierte Funktionen und Rollen in und durch Organisationen«. Gemeint sind Verständigungsprozesse zum spezifischen Zugang zu Spiritual Care im Leitbild der jeweiligen Organisation, aber auch die Koordination der spirituellen Angebote. Allerdings ist nicht von vornherein klar, wer dafür zuständig ist. Alle Berufsgruppen kommen nach ihrer Einschätzung dafür infrage. Vielleicht, so das Ehepaar Heller, ist es sogar günstiger, wenn nicht automatisch spiritual caregivers diese Aufgabe übernehmen (Heller und Heller 2014).

Kritisch sieht das Ehepaar Heller Anamnesegespräche zur Erhebung spiritueller Bedürfnisse. So stellen sie die Frage, ob sich spirituelle Einstellungen wie Diätbesonderheiten abfragen lassen. Für sie ist Spiritual Care keine planbare Technik, sondern wächst aus Beziehungen. Dazu braucht es wechselseitiges Vertrauen, eine Nähe, in der sich Verstehen und Gleichklang, ein achtsames Sein-Lassen, Halt gebende Erfahrungen und Sinnzusammenhänge öffnen können. Fraglich ist daher, ob die Vorstellung umsetzbar ist, dass spirituelle Bedürfnisse eines Kranken zu einer Kategorie der Pflegeplanung werden können, die dann bei der Dienstübergabe im Schichtwechsel zu bedienen ist. Das Ehepaar Heller nennt Weiher, Cassidy, Renz, Müller, und Puchalski um aufzuzeigen, dass trotz deren verschiedener Entwürfen von Spiritual Care, diese (wenn auch unterschiedlich akzentuiert) einigen ethischen Grundprinzipien folgen wie: Mitgefühl/Empathie, Verantwortung, Absichtslosigkeit, Demut und Dienst. Immer wieder taucht der Gedanke auf, dass das Mitgefühl in der Erfahrung der eigenen Verletzlichkeit gründet. Allerdings unterscheiden sich hier Entwürfe, die stärker von einem therapeutischen Beziehungsrahmen bestimmt sind, von jenen, die den kranken und sterbenden Menschen auf »Augenhöhe« begegnen. Dabei ist es natürlich ein großer Unterschied, ob sich der Blick auf Defizite richtet oder den betroffenen Menschen auch als Spiegel des eigenen Weges wahrnimmt. Grundsätzlich ist aber das Prinzip der Würdigung, von dem immer wieder die Rede ist, nur realisierbar, wenn sich Menschen auf derselben Ebene begegnen (Heller und Heller 2014). Abschließend ist festzuhalten, dass Heller und Heller immer wieder betonen: »Spiritualität ist Weg und Ergebnis eines lebenslangen Prozesses, der nicht erst in der Phase der Krankheit oder des Sterbens beginnt« (Heller und Heller 2014, S. 38).

Doris Nauer

Doris Nauer, Theologin und Medizinerin, greift zur Beantwortung der Frage nach den Kompetenzen der Mitarbeitenden vielfach auf Literatur aus dem palliativen Bereich zurück. Allerdings geht sie auf Unterschiede ein (Nauer 2015). Sie betont eine gewisse Abgrenzung, indem sie Eckhard Frick zitiert: »Selbstverständlich ist Spiritualität nicht auf Onkologie und Palliativmedizin einzuengen. So kann auch ein allgemein-chirurgischer Patient in eine spirituelle Krise geraten und ganz besonders diese Ressourcen, die ihm seine Spiritualität bietet, brauchen. Spiritual Care betrifft viele Momente im Leben – von ganz am Anfang, von der Neonatologie angefangen« (Frick 2014, S. 56). Darum, so schließt Doris Nauer, lässt sich nach Frick schlussfolgern: »Spiritual Care ist Teil des evidenzbasierten Paradigmas und gehört in den Fächerkanon der Gesundheitsberufe, und zwar nicht erst am Lebensende« (Frick 2014, S. 56).

Die folgende Skizze (▶ Abb. 1.3) von Doris Nauer soll verdeutlichen, dass sich das Angebot von Spiritual Care für alle Teammitglieder in einer Vielfalt von Handlungsmöglichkeiten gestaltet, welche ineinanderfließen (Nauer 2015).

Geht man der Frage nach, welche Berufsgruppen Doris Nauer hauptsächlich als Seelsorgende sieht, dann sind in erster Linie Ärzte, Krankenschwestern, Physiotherapeuten und Seelsorger zu nennen (Nauer 2015).

Betont werden muss dabei, dass zu Spiritual Care nicht nur verbale, sondern auch *nonverbale Prozesse* gehören, genauso wie *Rituale, Symbol- und Segenshandlungen und*

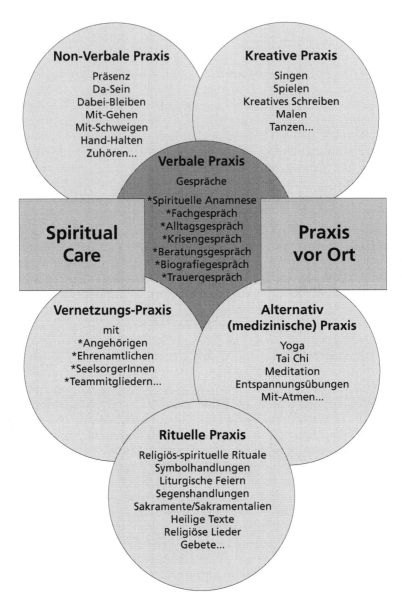

Abb. 1.3: Schaubild zur Alltagspraxis von Spiritual Care (in Anlehnung an Nauer 2015)

liturgische Feiern. Kreative Praxis ist gefordert, um dem Unsagbaren Ausdruck zu verleihen.

Es braucht *Vernetzungsarbeit*, sowohl interpersonell als auch institutionell. Spirituelle Begleiter bringen nicht nur Patienten und deren Angehörige zusammen, sondern kümmern sich sehr oft auch um ehrenamtlich Engagierte, und tragen zur interdisziplinären Kooperation bei. Bei diesen ganz alltagspraktischen Aufgaben verdeutlicht sich, dass es neben den spirituellen Begleitern im weiten Sinn auch professionelle Seelsorgende bzw. professionelle, spirituelle Begleiter braucht (Nauer 2015).

Aufgrund ihrer Erfahrungen bringen alle haupt- und ehrenamtlich Tätigen sowohl berufsspezifische als auch persönlichkeitsspezifische Kompetenzen mit. Ob sie zusätzlich noch den Erwerb von spezifischen Kompetenzen benötigen darüber gehen die Meinungen auseinander (Nauer 2015).

Als Vertreter für die erste Position nennt Doris Nauer den Theologen Stefan Stiegler: »Das größte Missverständnis in Sachen Spiritual Care ist die Vermutung oder Unterstellung, es handle sich dabei um etwas Zusätzliches zum normalen Pflegealltag in einer Klinik oder Altenhilfeeinrichtung, das nur mit viel Mühe und extra Aufwand umgesetzt werden müsse, neben all dem, was die Arbeitsabläufe sowieso schon sehr dicht macht.« (Stiegler 2012, S. 249) Auch mit Traugott Roser teilt sie diesen Zugang, der von einer Art professionsübergreifenden Grund-Haltung spricht, die keine zusätzliche Kompetenzerweiterung braucht (Nauer 2015). Erwähnenswert sind die von Stefan Stiegler angeführten hilfreichen Grundhaltungen wie Dankbarkeit, Wertschätzung, Achtsamkeit und Geistesgegenwart (Stiegler 2013). Er sagt: »Spiritualität betrifft weniger den Bereich des Tuns als des Seins« (Stiegler 2013, S. 43).

Doris Nauer hat (in Anlehnung an die Autoren Nassehi, Frick, Hametner, Renz, Weiß, Schaupp) folgende charakteristische Merkmale einer kompetenten Haltung in Zusammenhang mit Spiritual Care herausgefunden:

- Akzeptanz aller Mit-Menschen trotz ihrer Unterschiedlichkeit
- Empathie/Einfühlungsvermögen in andere Menschen
- Transparenz, Ehrlichkeit und Authentizität statt Distanziertheit
- Leidenschaftliche Präsenz im Hier und Jetzt
- Menschen begegnen, mit ihnen reden/kommunizieren können
- Ohnmacht, Leiden, Sterben und Trauer aushalten können
- Begleiten und Loslassen können
- Bereitschaft zur Teamarbeit
- Prinzipielle Offenheit gegenüber der Dimension des Spirituellen/Religiösen
- Respekt gegenüber spirituell-religiösen Bräuchen/Handlungen/Ritualen (Nauer 2015).

Sie fragt zu Recht, ob sich die dem Arbeitsalltag entstammende Sichtweise Stieglers, der zufolge keine Zusatzqualifikationen nötig sind, mit dem Theoriedesign von Spiritual Care deckt. Reicht also eine gemeinsame Grundhaltung aller Teammitglieder tatsächlich aus? Nauer meint, wenn spezifische Praxisformen wie das Erheben einer spirituellen Anamnese unverzichtbar zu Spiritual Care gehören, dann braucht es spezifischere spirituelle Kompetenzen, die Mitarbeitenden nicht automatisch mitbringen, sondern die erlernt, trainiert und bewahrt werden müssen. Dazu zählen:

- Spirituelle Selbstsorge-Kompetenz: »Team members should have training in self-care, self-reflection, contemplative practice und spirtiual self-care« (Puchalski et al. 2009; Holder-Franz 2014, S. 222).

- Spirituelle Assessment Kompetenz »All health care professionals should be trained in doing a spiritual screening or history« (Puchalski et al. 2009).
- Interkulturell-interreligiöse Kompetenz: »Health care professionals should be trained in the tenets of different faiths and in different cultures in order to provide culturally and spiritually competent care. As part of their training in cultural competency, all team members should have a broad minimum level of training in the spiritual/religious values and beliefs that may influence patient and family decisions regarding life-sustaining treatment und palliative care« (Puchalski et al. 2009).

Doris Nauer meint, wenn schon Spiritualität als Ressource/Kraftquelle erschlossen werden soll, dann darf nicht bei der spirituellen Anamnese stehengeblieben werden. Vielmehr gilt es, qualifiziert spirituell zu begleiten, weshalb ihrer Meinung nach *zusätzliche Spezialkompetenzen* nötig sind:

- Spirituelle Versprachlichungs-, Dialog- und Deutungskompetenz
- Spirituelle Erschließungs-, Vertiefungs- und Bearbeitungskompetenz
- Rituell-liturgische Kompetenz
- Theologisch-seelsorgliche Kompetenz

Zusammenfassend kann man bei Doris Nauer eine dreistufige Kompetenzerweiterung herauslesen. Alles, schließt die Theologin daraus, was über spirituelle Wahrnehmung und Berührung hinausgeht, liegt demnach im Aufgabenbereich religiös-spiritueller Spezialisten wie z. B. christlicher Seelsorger, die über die dafür notwendigen Spezialkompetenzen verfügen und deshalb in den spirituellen Therapieplan einbezogen werden sollten (Nauer 2015).

Darüber hinaus nennt sie noch weitere Kompetenzen, deren genauere Beschreibung jedoch den Rahmen dieses Buches sprengen würde. Daher folgt eine formlose Nennung:

- Leidenschaft im Sinne engagierter Präsenz (Nauer 2015, S. 66).
- Balance von Nähe und Distanz (Nauer 2015, S. 65).
- Selbstreflexion und Demut (Nauer 2015, S. 64–65).
- Verstehende Räume öffnen – Resonanz ermöglichen (Nauer 2015, S. 67).
- Geistesgegenwärtigkeit (Nauer 2015, S. 98).

Dabei zitiert sie den Religionspädagogen Bernd Beuscher, der meint: »Man kann sich nicht heraushalten, weil sich Heraushalten selbst eine Position ist, die die Patienten sofort spüren und verstehen (…) Neutralität ist keine Option. Unsere Weltanschauungen fließen – so oder so – in unser Hilfehandeln ein. Professionelle Beziehungsarbeit kommt ohne reflektierte Grundannahmen über den Menschen, Gott und die Welt und eine Reflexion der humanen existenziellen Ausgangssituation nicht aus« (Beuscher 2014, S. 561).

Laut Doris Nauer wird mittlerweile im deutschsprachigen Raum an verschiedenen Stellen darüber nachgedacht, wie spirituelle Kompetenzen v. a. im Palliative Care Kontext gefördert werden können, wobei dem Aspekt der *spirituellen Selbst-*

Sorge eine Schlüsselfunktion zugewiesen wird: »Wenn spirituelle Bedürfnisse eines Patienten oder Angehörigen in einen spiritualitätsfernen, spiritualitätsfremden oder spiritualitätsfeindlichen Raum hinein geäußert werden, verhallen sie ungehört oder fallen un- oder missverstanden durch ein Assessmentraster. Spirituelle Äußerungen benötigen einen Resonanzraum, in dem diese zum Klingen gebracht werden bzw. zum Tragen kommen. Die Auseinandersetzung von Mitarbeitenden mit der je eigenen Spiritualität ist unabdingbar für die Herstellung oder Erweiterung eines Resonanzraumes für Patienten und Klienten. Die Bildung eines eigenen Spiritualitätskonzeptes von Behandlern und Begleitern ist generell als Beitrag zur Qualitätsentwicklung zu würdigen, zu fördern und zu stärken« (Müller et al. 2008).

1.4 Haltungen als Basiskompetenzen

Nach der ausführlichen Darstellung der einzelnen Forscher richtet sich nun das Augenmerk auf das Gemeinsame, sich Überschneidende und Trennende. Auf den ersten Blick verhalten sich ihre Auffassungen unterschiedlich, wie Spiritual Care umgesetzt bzw. auf welchen Kompetenzebenen Spiritual Care gedacht werden kann.

Laut Ulrich Körtner ist das Thema »Spiritualität, Religion und Kultur am Krankenbett« (Körtner 2014, S. 344) auf der personalen, der strukturellen und der kulturellen Ebene angesiedelt. Er fragt, wie man theologisch verantwortlich in der Medizin sprechen kann, und beschreibt die zuvor aufgelisteten Qualitäten (Körtner 2007).

Birgit und Andreas Heller beschäftigen sich mit den verschiedenen Ebenen der Zuständigkeiten bzw. den verschiedenen Kompetenzebenen für Spiritual Care (► Abb. 1.3) (Heller und Heller 2014). Sowohl Heller und Heller als auch Körtner betonen die Verbindung von personenzentriertem Lernen mit dem intelligenten Lernen einer Organisation (Heller 2015; Körtner 2007).

Doris Nauer spricht von persönlichkeitsspezifischen und berufsspezifischen Qualitäten und kategorisiert die notwendigen Fähigkeiten in unterschiedlichen Ebenen (Nauer 2015). Die Vielfalt von Handlungsmöglichkeiten von Spiritual Care, die ineinander überfließen, skizziert sie sehr eindrücklich (Nauer 2015).

Mit Blick auf die unten angeführten Definitionen und aufgrund der vermittelten Inhalte im Lehrgang MAS Spiritual Care in Basel, werden in meinem Buch drei Kategorisierungen vorgenommen, die nachfolgende Kompetenzen benennen und einen gesteigerten Bildungsaufwand mit sich bringen. Die Rede ist von spirituellen Basiskompetenzen, spezifische spirituelle Kompetenzen und zusätzliche spirituelle Kompetenzen.

1.4.1 Spirituelle Basiskompetenzen

Basierend auf der dargestellten Zusammenschau sind Arbeits-, Berufs- und Persönlichkeitskompetenzen gemeint, die in unterschiedlichem Ausmaß bei Mitarbeitenden vorhanden sind und durch spezielle Wahrnehmungs- und Sensibilisierungs-übungen sowie Reflexionsprozesse noch erweitert werden können. Vermittelt werden die angeführten Kompetenzen hauptsächlich auf der *Lehrebene der Haltungen*. Die spirituellen Basiskompetenzen werden von den drei Positionen mit sehr unterschiedlichen Begriffen und Sprachbildern beschrieben.

Doris Nauer spricht von professionsübergreifenden Basiskompetenzen (Nauer 2015). Birgit und Andreas Heller beschreiben die Kategorie als spirituelle Basiskompetenz aller im Feld (Heller und Heller 2014). Bei Ulrich Körtner fallen fast alle erwähnten Kompetenzen in einen Bereich, den er mit »theologisch verantwortliches Sprechen von Spiritualität in der Medizin« (Körtner 2007) umschreibt.

Welche Fähigkeiten zählen aufgrund einer Zusammenschau der drei Positionen nun zu den »Basics« einer spirituellen Haltung? Sie werden wie folgt durch Kursivierungen im Text hervorgehoben. Mit Praxisbeispielen und Beobachtungen aus dem Berufsalltag in der Klinik-Diakonissen Linz und darüber hinaus will diese thematische Auseinandersetzung entsprechend der Forschungsfrage verstärkt auf die Relevanz dieser Qualitäten für das Wahrnehmen von spirituellen Bedürfnissen hinweisen.

Sich der *Bedeutsamkeit seines eigenen spirituellen Hintergrundes als einer wesentlichen Qualität bewusst* zu sein drückt Ulrich Körtner am pointiertesten aus: »... aus welchem Geist heraus ich meine Arbeit tue ...« (Körnter 2007). Damit ist gemeint, dass Menschenbild und spirituelles Bewusstsein, die hinter Arbeitsauffassungen stehen, sehr entscheidend sind für die Art und Weise, wie Aufgaben erledigt werden. Wie deutlich die Auswirkungen sein können, zeigt die aktuelle Studie von Beate Mayr et al. (2016), die die praktischen Probleme der spirituellen Anamnese im klinischen Umfeld behandelt. Die Teilnehmenden wurden zu einer 180-minutigen Schulung eingeladen, um spirituelle Anamnesen durchführen zu können. Anschließend wurden die Teilnehmenden gebeten, das Assessment mithilfe von zwei zu diesem Zweck erstellten Fragebögen aus Sicht des Befragers und des Befragten zu bewerten. Vor der Studie zeigte die Einschätzung der beiden Gruppen eine hochsignifikante Übereinstimmung. Doch eine Kluft zwischen eingeschätzten und tatsächlichen Fähigkeiten wurde deutlich. Von den Befragern wurde eine größere Belastung als von den Befragten geäußert. Als Grund dafür konnten Belastungsfaktoren wie eigene Unsicherheit, Ablehnung von Patienten und wenig unterstützende äußere Bedingungen identifiziert werden (Mayr et al. 2016). Genauere Ausführungen über diese interessante Studie sprengen den Rahmen dieses Buches. Doch eines scheint sehr bedeutsam: um als caregiver oder Assessment Befrager Unsicherheiten ablegen zu können, braucht es eine fundierte und kontinuierliche Auseinandersetzung mit den Zugängen zu den eigenen spirituellen Quellen und Wurzeln. In einer 180-minutigen Schulung lässt sich dieser Prozess nicht so verdichten, dass eine selbstbewusste authentische Sprache im spirituellen Feld gefunden werden kann. In gleicher Weise braucht es diesen Entwicklungsprozess auf institutioneller Ebene. Beispielsweise könnte die kontinuierliche Auseinandersetzung mit den spirituellen Wurzeln eines Krankenhauses in Form eines mehrjährigen Projektes sehr hilfreich sein.

Aus dieser Haltung entsteht die Basis für die *prinzipielle Offenheit gegenüber der Dimension des Spirituellen/Religiösen* und der *Respekt gegenüber spirituell-religiösen Bräuchen/Handlungen/Ritualen*, von denen Doris Nauer in den von ihr angeführten Basiskompetenzen spricht (Nauer 2015).

Empathie ist eine Grundhaltung, die alle drei Autoren für wesentlich erachten (Körtner 2007; Heller und Heller 2014; Nauer 2015). Patientinnen und Patienten, die bei den Pflegenden eine empathische Haltung wahrnehmen, fühlen sich im Haus besser aufgehoben als jene Patienten, die diese Qualität bei den Pflegenden vermissen.

Nauer, Heller und Heller und Körtner pochen darauf, Mitmenschen trotz *ihrer Unterschiedlichkeit zu akzeptieren* (Nauer 2015). Das Ehepaar Heller verweist dabei auf den promovierten Palliativexperten Bruce Rumbold, der die Auffassung vertritt, den jeweils anderen Menschen als Autorität seines spirituellen Lebens absichtslos zu respektieren (Rumbold 2002).

Laut Körtner muss Spiritualität, die in die Kultur einer Institution integriert wird, offen sein für Menschen unterschiedlicher Konfessionen, Religionen und Weltanschauungen (Körtner 2011).

Ebenso wichtig sind allen vier Autoren Respekt und Wertschätzung. (Körtner 2015; Nauer 2015; Heller und Heller 2014) »Die Kunst der gegenseitigen *Wertschätzung*« wie Mauritius Wilde in seinem gleichnamigen Buch mit dem Übertitel »Respekt« beschreibt, ist eine Haltung, die nicht nur die personale Ebene betrifft. Er schreibt: »Wenn in einer Institution, zum Beispiel in einer Schule, Respekt geübt wird, entsteht ein Klima des Respekts, das gewisse Formen der Respektlosigkeit überhaupt nicht zulässt« (Wilde 2010, S. 65). Ein wertschätzendes Klima und eine Kultur der Achtsamkeit sind ein Nährboden für einen heilsamen Umgang mit Patienten.

Eine vierte Kompetenz, bei der sich alle genannten Experten einig sind, ist – wie Körtner es formuliert – die *Endlichkeit des Lebens zu akzeptieren* (Körtner 2007). Doris Nauer beschreibt die Fähigkeit Ohnmacht, Leiden, Sterben und Trauer aushalten zu können als professionsübergreifende Grundhaltung (Nauer 2015). Für das Ehepaar Heller entwickelt sich daraus erst die nötige Offenheit und Resonanzfähigkeit in der Beziehung mit Menschen, die sich in einer kritischen Phase ihrer Existenz befinden (Heller und Heller 2014). Kranken und Sterbenden auf Augenhöhe zu begegnen, ist in dem Bewusstsein möglich, dass uns allen Menschen das ausrinnende Leben eigen ist (Heller und Heller 2014). Der persönliche Zugang zum eigenen Tod oder zu den ganz privaten Verlustängsten kann sich von Lebensphase zu Lebensphase verändern. Es ist notwendig, immer wieder auf dieses Thema zu schauen. Passiert dies nicht, kommt es zu Verdrängungsmustern. Beispielsweise kam es in einer Klinik[6] vor, dass trotz oftmaligem Angebot vonseiten der Seelsorge, dieses nie von Frauen nach einer Abortus-Curettage in Anspruch genommen wurde. Aufgrund des dichten medizinischen Programms wurde den betroffenen Patientinnen bei offensichtlich großer Traurigkeit bevorzugt ein sogenannter Stimmungsaufheller verordnet, wofür sich die Pflegefachfrauen durchaus aussprachen. Genauere Recherchen ergaben, dass die meisten betroffenen Pflegefachfrauen (Alter 45–60 Jahre), die dies veranlassten, die gleichen Erfahrungen gemacht hatten. Weitere Gespräche ergaben, dass diese Pflegefachfrauen nie die Gelegenheit gehabt hatten, sich mit diesem persönlichen Schmerz auseinander zu setzen. Oftmalig genannter Grund dafür: ein Abortus war früher keine gesellschaftlich anerkannte Verlusterfahrung. Dies beschreibt auch

---

6 Der Name kann aus Datenschutzgründen in diesem Zusammenhang nicht angegeben werden.

45

Hannah Lothrop als betroffene Mutter, Psychologin und Therapeutin. Auch sie weist darauf hin, dass früher Eltern oft nicht gefragt wurden, ob sie ihr winziges Kind sehen wollen. Das erschwerte die Realität des Geschehenen zu begreifen. Findet eine Fehlgeburt statt, bevor die Schwangerschaft nach außen hin sichtbar wird, erfährt die Umwelt selten etwas davon. So bleibt wenig Raum für die Trauer (Lothrop 2008).

Überschneidungen werden bei Doris Nauer und dem Ehepaar Heller sichtbar, wenn sie von *Leidenschaftlicher Präsenz im Hier und Jetzt,* (Nauer 2015; Heller und Heller 2014) oder von *compathisch sein* sprechen (Heller und Heller 2014). Gemeint ist ein Sich-sammeln im Hier und Jetzt. Wir gehen oft sowohl mit alten belastenden Erlebnissen als auch mit freudvollen Erfahrungen in den Dienst. All das hat einen Einfluss auf die eigene Präsenz. Vor dem Betreten eines Zimmers, gerade in einer herausfordernden Situation, ist es hilfreich, sich seiner eigenen inneren Gestimmtheit zu vergewissern. Compathisch sein hängt aber auch mit der äußeren Wahrnehmung zusammen. Denn auch die Stimmung eines Patienten, die Atmosphäre im Zimmer, eine Spannung in der Luft, haben Einfluss auf den Menschen, sei er Pflegekraft, Arzt, Seelsorger, Servicekraft etc.

Wie bedeutsam es ist, Menschen richtig zu begegnen, mit ihnen reden/kommunizieren zu können (Nauer 2015), hält Doris Nauer wie auch Ulrich Körtner für wichtig. Der Wiener Medizinethiker nennt in diesem Prozess auch noch dezidiert den Geist als Zwischenraum menschlicher *Kommunikation* (Körtner 2007). Kommunikationsregeln und -werkzeuge sind nicht nur seit der Publikation des Werkes »Miteinander Reden« von Friedemann Schulz von Thun in vielen medizinischen und therapeutischen Berufsgruppen Allgemeingut (Schulz von Thun 1981). Dieses Wissen ist hilfreich und öffnet die Sensibilität für die Zwischenräume menschlicher Kommunikation, die heilsam wirkt. Patienten, die rückmelden, das letzte Seelsorgegespräch, ein bestimmtes Wort oder Sprachbild habe ihnen gutgetan, verdeutlichen diesen Geist als Zwischenraum, von dem Körtner spricht. Worte können im Inneren des Menschen wie ein Schlüssel die Türen zu einem bedeutsamen Thema aufsperren. »Zauberworte« im richtigen Moment gesprochen, besitzen das Potenzial, Situationen und die Atmosphäre in einem Raum zu verwandeln.

Sowohl Doris Nauer (Demut und Selbstreflexion) (Nauer 2015) als auch Andreas und Birgit Heller (Demut und Dienen) (Heller und Heller 2014) nennen *Demut* als Kompetenz von Spiritual Care. Eine demütige Haltung am Krankenbett meint: Die Bedürfnisse des Patienten im Zentrum zu sehen, dessen Ressourcen oder auch Defizite wahrzunehmen und trotzdem dessen Willen und Wünsche vor das eigene Besserwissen zu stellen.

Damit verknüpft ist auch eine gewisse *Absichtslosigkeit* trotz klarer und notwendiger Behandlungsziele. Beispielsweise vermag Absichtslosigkeit durch die damit entstehende Präsenz der sich zuwendenden Person Räume zu öffnen. Alle Verfärbungen des Egos einer Betreuungsperson (z. B. Erfolgswünsche eines Arztes) fallen weg, wodurch der Patient mit seiner aktuellen Befindlichkeit ins Zentrum rückt.

Dem »Aktiv zuhören« das vom Ehepaar Heller erwähnt wird, muss eine besondere Bedeutung zugewiesen werden (Heller und Heller 2014). Gemeint ist eine Form des Zuhörens, bei dem Aufmerksamkeitszeichen verbal (z. B. eine Wortwiederholung), nonverbal (z. B. zustimmendes Nicken) oder paraverbal (z. B. Wortwiederholung, die mit einer besonderen Betonung auch den emotionalen Hintergrund zum Ausdruck bringt) zurückgesendet werden. Signalisiertes Interesse, Ruhe und Aufmerk-samkeitsbereitschaft (z. B. unauffällige Einnahme der Körpersprache des Ge-sprächspartners) bewirken, dass sich der Gesprächspartner besser verstanden fühlt.

Das Ausbalancieren von *Nähe und Distanz, begleiten und loslassen* (Nauer 2015): Im Buch von Heller und Heller beschreibt dies Allan Kellehear mit »respektvoller Ab-wesenheit« (Heller und Heller 2014). Sie wirkt im Pflegealltag wie ein Tanz. Mein Gegenüber und dessen Bereich wird akzeptiert. Dennoch gibt es je nach Situation und Notwendigkeit eine Veränderung dieses Abstandes.

Ulrich Körtner widmet wie Dietrich Rössler der Qualität des *Vertrauens* gezielte Aufmerksamkeit. Als wesentliche Ressource im medizinischen Alltag beschreibt er da-mit nicht nur die Beziehungen untereinander, sondern auch das Vertrauen in die ei-genen Fähigkeiten (Körtner 2007). Wo diese Qualität im klinischen Umfeld gelebt wird, entsteht für den Patienten Sicherheit. Beobachtbar ist das sehr gut bei Patienten, die mit zwei unterschiedlichen medizinischen Meinungen konfrontiert werden. Automatisch entsteht ein Gefühl der Verunsicherung, das oft direkt oder indirekt geäußert wird.

Wesentliche Qualitäten, die das Sicherheitsgefühl von Patienten unterstützen, können auch in den von Doris Nauer bezeichneten Haltungen von *Transparenz, Ehrlichkeit und Authentizität statt Distanziertheit* gesehen werden (Nauer 2015).

Von einer Metaebene aus betrachtet, benötigen alle diese Qualitäten ein hohes Maß an Wahrnehmungskompetenz, die sehr gut sensibilisierbar und in weiterer Folge auch schulbar ist. Grundsätzlich ist diese Kompetenz jedem Mitarbeitenden im klinischen Umfeld, einschließlich dem Reinigungspersonal, zuzutrauen. Der erreichbare Level wird aber je nach Bildungsgrad und Motivation unterschiedlich ausfallen.

Key Messages

Hilfreiche Basiskompetenzen für die Implementierung sind (▶ Abb. 1.4):

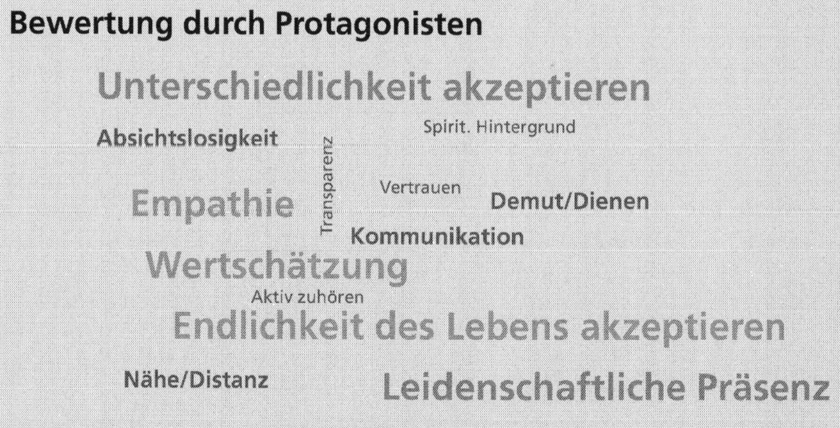

Abb. 1.4: Basiskompetenzen durch Literaturrechere mit Bewertung der Protagonisten. Größenunterschiede der Begriffe verdeutlichen den Grad der Übereinstim-mung)

1.4.2 Spezifische spirituelle Kompetenzen

Es werden Fähigkeiten beschrieben, die ein höheres Maß an Selbstreflexion, Selbstsorge und auch ein höheres Fachwissen in den Bereichen Teamführung, Gesprächsführung sowie eine interkulturell-interreligiöse Kompetenz miteinschließen. Es geht um ein gewisses »Know-how« in rituellen Belangen.

Die Ebene, die das Ehepaar Heller mit »spezialisierte Funktionen und Rollen in und durch Organisationen« (Heller und Heller 2014) bezeichnet, nennt Doris Nauer »spezifische Kompetenzen«. Sie meint damit die *spirituelle Selbstsorge Kompetenz* (die Fähigkeit zur Selbstsorge auch in spiritueller Selbstsorge, Zugang zu Kontemplation und Selbstreflexion) (Puchalski et al. 2009; Holder-Franz 2014), *die spirituelle Assessment Kompetenz* (Puchalski et al. 2009) und die *interkulturelle-interreligiöse Kompetenz* (Puchalski et al. 2009).

Auf dieser Kompetenzebene braucht es neben den Basiskompetenzen bzw. Haltungen ein konkretes Fachwissen. Beispielsweise müssen Pflegepersonen und Ärzte über markante religiöse und kulturelle Unterschiede Bescheid wissen, um adäquat auf spirituelle Bedürfnisse von Muslimen, Buddhisten, konservativ religiösen Katholiken etc. eingehen zu können. Für die Durchführung eines spirituellen Assessments ist nicht nur Fachwissen, sondern eine höhere reflektorische Kompetenz nötig. Um in Gesprächen die jeweiligen Bedürfnisse herauszuhören und zuordnen zu können, bedarf es eigener Schulungsmaßnahmen.

Andreas und Birgit Heller führen auf dieser Ebene *die Kompetenz zu symbolisch rituellen Interaktionen* an. Darunter wäre z B. das Platzieren von Kerzen mit einem Spruch auf dem Pflegestützpunkt (für alle Besucher ersichtlich) bei einem Todesfall auf der Station zu verstehen. Weiters nennen sie *sozial-kollektive Ritualisierungen* (Heller und Heller 2014). Beispielsweise ein durch Mitarbeitende vollzogenes Ritual mit einem kurzen Text bei der Dienstübergabe, womit man eines verstorbenen Patienten im Team gedenkt. Das Ehepaar Heller verweist darauf, dass die Sterbenden zwar durch die Hospizbewegung wieder öffentlich wahrgenommen werden, aber die Toten weitgehend an der Peripherie bleiben. Der vornehmliche Grund dieser Rituale ist nicht die Trauerbewältigung. Vielmehr bleiben die dadurch gewürdigten Toten so Teil einer lebendigen Solidargemeinschaft (Heller und Heller 2014).

Überschneidungen ergeben sich bei der spirituellen Assessment Kompetenz von Doris Nauer (Puchalski et al. 2009) mit der vom Ehepaar Heller beschriebenen Kompetenz, die man für interpersonale, interdisziplinäre Settings braucht (Heller und Heller 2014). Spätestens auf dieser Ebene wird die von Doris Nauer angeführte *Bereitschaft zur Teamarbeit* unbedingt erforderlich (Nauer 2015). Obwohl man, so Doris Nauer, dies zu den Basiskompetenzen zählen könnte, ist hier Teamfähigkeit ein absolutes Muss, um interdisziplinäre Settings moderieren oder leiten zu können.

1.4.3 Zusätzliche spirituelle Kompetenzen

In diesen Bereich fallen nach meinem Zuordnungsprinzip jene Kompetenzen, die durch spezifische Berufsausbildungen und Weiterbildungen im spirituellen Bereich erworben werden und zur kompetenten spirituellen Begleitung befähigen. Es gibt

Berührungspunkte zwischen den einzelnen formulierten Positionen, die Doris Nauer als »zusätzliche Spezialkompetenzen« (Nauer 2015) und das Ehepaar Heller als »sozialkommunikative therapeutische spirituelle Professionalität« (Heller und Heller 2014) bezeichnen.

Das markant Andere auf dieser Ebene ist das Hineinnehmen von Kompetenzen aus dem komplementär- und alternativmedizinischen Bereich, welche durch das Ehepaar Heller betont wird, auf die Doris Nauer jedoch nur am Rande eingeht (Nauer 2015; Heller und Heller 2014).

Zusammenfassend lässt sich sagen, dass in der eingangs verwendeten Literatur die Frage, nach welchen Standards Kompetenzen in Spiritual Care wirklich eingefordert werden können, weitgehend unbeantwortet geblieben ist. Trotzdem ergeben sich in dieser Zusammenschau Kompetenzen, die in den Fokus eines jeden Verantwortlichen treten, der versucht, Mitarbeitende für das Thema Spiritual Care empfänglich zu machen. Um nochmals auf die in der Einleitung beschriebenen Lehrebenen (Haltungen, Fertigkeiten, Wissen) einzugehen, ist es laut Körtner, Heller und Heller und Nauer sinnvoll, den Fokus auf die Sensibilisierung von Basiskompetenzen zu legen.

Ein Grundverständnis von Spiritualität ist wichtig, um sie als Ressource wahrnehmen zu können. Ebenso ist der Blick auf den eigenen persönlichen Zugang zu richten. Wie dies umsetzbar ist, wird später im Ablauf eines abgehaltenen Fortbildungstages ersichtlich.

Um die Haltung der Empathie zu fördern braucht es schon mehrere Zugangsweisen, wie z. B. Übungen im Bereich aktives Zuhören. Um Menschen in ihrer Unterschiedlichkeit zu akzeptieren, ist die Fähigkeit nötig, den Patienten vor mir in seiner Andersartigkeit wahrzunehmen. Wahrnehmungsübungen und Fachwissen können dafür sicherlich hilfreich sein.

Compathisch ist jener, der sich leidenschaftlich im Hier und Jetzt für den Patienten einsetzt. Gemeint ist, genau in dem Moment, in dem man vor dem Patienten steht, auch ganz beim Patienten zu sein. Meditationsübungen können diese Haltung fördern.

Um Kommunikation – gerade in schwierigen Situationen – zu ermöglichen, braucht es oft die Fähigkeit, Dinge benennen zu können. Es ist hilfreich, sensibel mit Symbolen umgehen zu können und Gesprächstechniken zu erlernen, die eine Kommunikation in Fluss halten.

Verschiedene Übungen und Fachwissen aus diesem Bereich können bei einem ersten bzw. an mehreren Fortbildungstagen vermittelt werden.

Um Mitarbeitende für diese Basiskompetenzen oder Haltungen sinnvoll sensibilisieren zu können, ist es unerlässlich, im nächsten Schritt, wie von Körtner und dem Ehepaar Heller empfohlen, nicht nur auf die Organisation, sondern immer auch auf die Situation der Fortbildungsteilnehmenden zu blicken.

1.4.4 Arbeitskreis Spiritualität – Situation der Teilnehmenden

Für die Umsetzung von Spiritual Care im Klinikalltag ist die Installierung eines interprofessionellen und interkonfessionellen bzw. interreligiösen Arbeitskreises von großer Bedeutung. In der Klinik Diakonissen Linz trifft sich dieser dreimal pro Jahr für 90 Minuten während der Arbeitszeit, um »brennende« Themen im spirituellen Bereich zu bearbeiten. Der Arbeitskreis bestand in der Gründungsphase im Jahr 2014 aus zwei Gruppen. Die erste Gruppe war der kontinuierliche Denkkreis. Die Mitglieder wurden weitgehend von der Konzeptverantwortlichen vorgeschlagen. Diese wiederum wurden dann von der Geschäftsleitung mit der inhaltlichen Vorbereitung der Treffen beauftragt. Zu den Mitgliedern zählten: eine Mitarbeiterin aus der Krankenpflegeschule, der Betriebsratsvorsitzende, eine langjährige Mitarbeiterin in der Pflege, mein evangelischer Kollege aus der Seelsorge und ich als katholische Seelsorgerin. Die zweite Gruppe bestand aus Mitarbeitenden, die laut damaligem Plan alle zwei bis drei Jahre neu gewählt werden sollten. Ihre Aufgabe war es, die verschiedenen Bereiche der Geschäftsführung zu vertreten.

In der heutigen Struktur sind beide Gruppen vereint. Die Variabilität erzielen wir dadurch, dass die einzelnen Bereiche doppelt bis dreifach besetzt sind. Hier wird gut sichtbar, dass es keine Schwierigkeit darstellt, Mitarbeitende für die Funktion zu gewinnen. Im Gegenteil, teilweise hatte ich noch mehr Bewerbungen.

Wir hofften, dadurch die Einplanung der Teilnahme in den Dienstplan zu erleichtern und eine verlässlichere Teilnahme von zumindest einem Vertreter aller wichtigen Bereiche zu sichern. Doch leider ging dieser Plan nicht auf. Trotz langfristiger Terminisierung (Termine werden für ein Jahr im Voraus versandt) war und ist es immer noch schwierig, dass die Besprechungen von den Mitarbeitenden kontinuierlich besucht werden. Gründe dafür sind: ein hohes Arbeitspensum und das Verständnis, diesen Termin erst dann einzuhalten, wenn alle anderen Tätigkeiten erledigt sind. An einer Veränderung dieses Zugangs wird gemeinsam mit der Klinikleitung gearbeitet. Doch leider haben wir bis jetzt für die Lösung dieses Problems noch nicht den »Stein der Weisen« gefunden.

Mit Blick auf die Anzahl der jeweiligen Vertreter der vier Hauptbereiche ist der Bereich »Stationen« mit je einer Person pro Stationen (B, C, D) am stärksten vertreten. Die drei weiteren Bereiche werden mit je einer Person besetzt. Dazu kommen noch ein Facharzt sowie ein Stationsarzt. Mitarbeitende aus dem Reinigungsbereich konnten nur kurzfristig integriert werden, da diese Aufgaben von einer Fremdfirma übernommen werden. Allerdings soll der eigens für die Mitarbeitende der Reinigung gestaltete Fokus Tag dies ändern. Seit Februar 2016 ist auch die Direktorin der ehemaligen Krankenpflegeschule – sie absolviert gerade den 3. Masterlehrgang in Spiritual Care in Basel – aus eigenem Interesse Mitglied des Arbeitskreises.

Der Arbeitskreis besteht derzeit (Stand Juni 2020) aus zwei Männern und vierzehn Frauen im Alter zwischen 25 und 60 Jahren. Alle Mitglieder waren auch Teilnehmende der Multiplikatorenschulung.

1.5 Relevante Evaluationsergebnisse als Basis für ein Fortbildungskonzept

Auf Basis der recherchierten Erkenntnisse habe ich, passend zu den Rahmenbedingungen der Klinik Diakonissen Linz, ein Fortbildungsangebot unter dem Titel »Fokus Tag« (▶ Kap. 2.2.1) konzipiert. Solche Fokus Tage wurden im ersten Schritt zweimal mit zwei unterschiedlichen Gruppen abgehalten. Dabei wurden die für Spiritual Care wichtigen einzelnen Basiskompetenzen von Mitarbeitenden nach deren Bedeutsamkeit für den Arbeitsalltag in einem ersten Schritt bewertet. Es wurden Übungen dazu ausprobiert und dann mittels zweier Fragebögen im Hinblick auf ihre berufliche Bedeutsamkeit für die Mitarbeitenden evaluiert. Die erste Evaluierung erfolgte direkt am Ende des Fortbildungstages; der zweite Fragebogen wurde von den Teilnehmenden drei Monate später ausgefüllt. Bei diesen Fragbögen wurde immer auch der eigene Bezug zur Spiritualität abgefragt. Die Rücklaufquote betrug bei den ersten beiden Erhebungen 100 %. Die Analyse der Ergebnisse zeigte, dass sowohl das Alter, der persönliche Bezug zu Spiritualität und die Gruppenzusammensetzung (interdisziplinär = Mitarbeitende aus verschiedenen Berufsgruppen des Krankenhauses und der Krankenpflegeschule und homogen = Mitarbeitende der Pflege) relevant für die Beurteilung der einzelnen Angebote und der damit verbundenen Basiskompetenzen sind. Daher beleuchten Pivot-Tabellen die einzelnen Rückmeldungen aus diesen drei Blickwinkeln. Die Evaluationen zeigen, dass Spiritual Care, wie bereits erwähnt ein Konzept des Gesundheitswesens mit drei unterschiedlichen Aspekten ist:

- »*Erstens* die umfassende Sorge um kranke Menschen, zu der das Eingehen auf spirituelle Bedürfnisse Leidender und ihrer Angehörigen gehört.
- *Zweitens* die Sorge um die eigene Motivation, zu der die Pflege spiritueller Bedürfnisse gehört.
- *Drittens* die Sorge um die Organisation Gesundheitswesen, damit sie die umfassende Sorge um leidende Menschen gewährleistet.« (Gäbler-Kaindl et al. 2015)

Auch wenn der Schwerpunkt meiner Forschungsergebnisse, bezugnehmend auf das Konzept von Spiritual Care, auf dem *ersten Aspekt*, also der Sorge um die Kranken liegt, so hängen dennoch auch der *zweite Aspekt*, die Sorge um die eigene Motivation und die Sorge um die Organisation als *dritter Aspekt* damit zusammen.
Die Ergebnisse sind daher nach diesen drei Aspekten strukturiert.

1.5.1 Die umfassende Sorge um kranke Menschen, deren Angehörige und deren spirituelle Bedürfnisse

Haltungen sind keine statischen Größen, sondern stehen – wie bereits erwähnt – in Beziehung zu Einflussfaktoren wie Alter der Teilnehmenden, Bezug zur Spiritualität und Gruppenzusammensetzung. Darum wurden von den Mitarbeitenden einzelne Kompetenzen bzw. Übungen dazu unterschiedlich bewertet.

Alter der Teilnehmenden

Mitarbeitende *geringeren Alters* können im Vergleich zu den anderen Altersgruppen weder persönlich noch beruflich auf einen großen Erfahrungsschatz zurückgreifen. Dies erklärt, warum eine Schulung, die die Sensibilisierung für konkrete spirituelle Patientenbedürfnisse einbezieht, von dieser Teilnehmergruppe als sehr hilfreich erlebt wurde. In der Übung »Bildbetrachtung« (Baumbilder aus den Patientenzimmern) wurde eine verständliche, griffige Symbolsprache angeboten, die für jüngere Mitarbeitende eine brauchbare Basis bildete, um mit Patienten in ein Gespräch über spirituelle Bedürfnisse zu kommen. Nach drei Monaten zeigte gerade diese Altersgruppe, dass sie sich im Vergleich zu den anderen Altersgruppen am meisten der »spirituellen Dimension in der eigenen Arbeit bewusst wurde« und dass sie diesen Tag als sehr hilfreich erlebte, um spirituelle Bedürfnisse besser wahrnehmen zu können. Obwohl diese Altersgruppe einen eher geringeren Zugang zur Spiritualität am Fokus Tag hatte, war dafür der Zuwachs nach drei Monaten beachtlich.

In den *mittleren Altersgruppen* wurden vor allem jene Kompetenzen als hilfreich erlebt, die die Mitarbeitende in ihrem beruflichen Alltag unterstützten wie z. B. aktiv zuhören. Das grundsätzliche Wissen um die verschiedenen Kompetenzen bot gerade erfahrenen Mitarbeitenden neue Ansatzpunkte, Probleme zu lösen. Die Auseinandersetzung mit unterschiedlichen Spiritualitäten, wie es die Mitarbeitende in der Eröffnungsrunde erlebten, spiegelte ihre berufliche Praxiserfahrung wider, in der die Patienten (jüngeren und mittleren Alters) sehr bunte spirituelle Zugänge mitbringen. Nach drei Monaten war vor allem bei der Altersgruppe 41–50 Jahren ein großer Zuwachs in Bezug zu Spiritualität ersichtlich. Auch gelang es eher den mittleren Altersgruppen »Kompetenzen, für die sie sensibilisiert wurden, besser einzusetzen« und die »Relevanz für den eigenen Berufsalltag zu erkennen«.

Die *älteste Mitarbeitergruppe* gab an, bei den Wahrnehmungsübungen und den Fallbeispielen am meisten für ihren Berufsalltag gelernt zu haben. Ebenso hilfreich war es für sie, Grundsätze über das, was Spiritual Care meint, kennen zu lernen. Dadurch war es Mitarbeitenden möglich, einen spirituellen Erfahrungsschatz mit wissenschaftlichen Grundlagen zu verknüpfen. Ursprünglich hatte diese Gruppe den intensivsten Bezug zur Spiritualität und stellte dadurch auch nach drei Monaten keinen signifikanten Zuwachs fest. Auch zeigte sich, dass die älteren beiden Mitarbeitergruppen die verschiedenen Positionen des zweiten Fragebogens im Vergleich zu den anderen Altersgruppen eher als durchschnittlich oder schlechter bewerteten.

Bezug zur Spiritualität

Neben dem Alter war auch der persönliche Bezug zur Spiritualität besonders bedeutsam.

Blickt man auf die Präsenzübung, so zog sich die Bedeutsamkeit im gleichen Ausmaß durch alle Altersgruppen. Allerdings zeichnete sich bei den Rückmeldungen klar ab, dass sich jene, die einen sehr intensiven Bezug zu Spiritualität haben, mit dieser Übung leichter taten. Dies deckt sich mit meinen Erfahrungen an der Krankenpflegeschule, wo z. B. eine kurze gemeinsame Meditation viel schwieriger ist, als bei einer gleichaltrigen Gruppe, die stärker religiös sozialisiert ist. Diese Kompetenz wird vermutlich in Zukunft immer schwieriger vermittelbar, da eine religiöse Sozialisation mehr und mehr fehlt. Doris Nauer (Nauer 2015) und das Ehepaar Heller (Heller und Heller 2014) weisen darauf hin, wie bedeutsam es ist, leidenschaftlich präsent zu ein. Außerdem hängt eine gute Präsenz auch mit hoher Empathie (Heller und Heller 2014) zusammen, die ebenfalls von allen vier Wissenschaftlern als wesentliche Fähigkeit gesehen wird, um spirituelle Bedürfnisse wahrnehmen zu können. Giovanni Maio betont, wie wichtig die heilende Kraft der Zuwendung ist und wofür Begegnung die Basis darstellt: »Begegnung heißt also, angesprochen zu werden durch die Präsenz des Anderen.« (Maio 2016, S. 58). Man wird in Zukunft gut beraten sein, sich Methoden zu überlegen, die dieses Training einer verstärkten Präsenz unterstützen. Wurde früher durch regelmäßigen Gottesdienstbesuch, Andachten oder Gebetshaltungen ein Stück an Präsenzfähigkeit erreicht, muss dies jetzt vielleicht durch andere Meditationsformen, Entspannungstechniken, Phantasiereisen etc. trainiert werden.

Für Mitarbeitende, die einen sehr intensiven Bezug zu Spiritualität haben, lag die Herausforderung darin, die Unterschiedlichkeit der Menschen und ihrer spirituellen Zugänge zu akzeptieren. Bei Weiterbildungsangeboten ist in dieser Situation zu empfehlen, auf eine gemischte Gruppe in Bezug auf den persönlichen Zugang zur Spiritualität zu achten, um den wertschätzenden Umgang mit unterschiedlichen spirituellen Zugängen gezielt erleb- und reflektierbar zu machen. Das Wissen um die Einzigartigkeit eines jeden Menschen und somit seines spirituellen Zuganges ist entscheidend dafür, dass Patienten einen wertschätzenden Umgang erleben.

Jene Gruppe, die (laut Angaben auf dem ersten Fragebogen) für sich einen intensiven, aber nicht sehr intensiven Bezug zur Spiritualität ankreuzte, erachtete die meisten der angebotenen Kompetenzen und Übungen als hilfreich. Es ist daher bei Weiterbildungsangeboten unbedingt daran zu denken, dass zuerst auf nötige Sensibilisierungsmaßnahmen geachtet wird, die den persönlichen Bezug zur Spiritualität stärken. Erst darauf aufbauend ist es sinnvoll, Angebote zu setzen, die gezielt einzelne Kompetenzen schulen. Dies stärkt die These, dass der spirituelle Hintergrund (spirituelle Haltung) die Basis ist, um spirituelle Anamnese-Gespräche zu führen und dass diese Basis einer großen Aufmerksamkeit bedarf. Dieser Ansatz ist auch bei dem Theologen und Mediziner Eckhard Frick zu finden, der sich gerade mit dieser Frage der Berufsgruppe der Ärzte zuwendet. Er meint dazu: »Spiritual Care kann nicht in der Dritten-Person-Perspektive gelehrt werden wie eine beliebige ärztliche Technik, mit welcher der Patient objektiviert wird.« »Vielmehr beginnt die Ausbildung in Spiritual Care in der Ersten-Person-Perspektive auf der Ebene des Individuums, also mit der Selbstvergewisserung über die eigene primäre Sozialisation und ihre Auswirkung der jetzigen spirituellen Suche auf die sekundäre Sozialisation durch die medizinische Ausbildung und Berufserfahrung.« (Frick 2016, S. 26)

Gruppen mit einem wenig intensiven Bezug zu Spiritualität brauchen möglichst niederschwellige Angebote. Diese Erkenntnis ergab sich aus den vorhergehenden Ausführungen und den evaluierten Ergebnissen aus den Fragbögen. Inwiefern hier homogenere Gruppen in Bezug auf die Auseinandersetzung mit der eigenen Spiritualität hilfreicher sein können, weil eine stärkere Vertrauensbasis entsteht, wäre zu überlegen.

Nach drei Monaten lässt sich aus den Ergebnissen ablesen, dass es gerade für das
»Bewusst sein für die spirituelle Dimension für die eigene Arbeit« und »den Einsatz
der Kompetenzen für die sensibilisiert wurde« bedeutsam ist, wenn der Bezug zur
eigenen Spiritualität intensiver wird.

Zusammensetzung der Gruppe

Blickt man auf die berufliche Zusammensetzung, so lassen sich aufgrund der Evaluation folgende Unterschiede feststellen:

In der interdisziplinären Gruppe wurden Kompetenzen wie Vertrauen, Empathie,
Kommunikation und Wertschätzung bei der ersten Beurteilung des Fokus Tages
besonders hoch eingeschätzt.

Wie der erste Fragebogen zeigte, war der Bezug zur Spiritualität am Fokus Tag hier
höher. In dieser Gruppe fanden die Übungen mit den Fallbeispielen, den Wahrnehmungsübungen und das Wissen über die Grundsätze von Spiritual Care mehr
Anklang als bei der homogeneren Gruppe.

Im interdisziplinären Bereich sind die Teilnehmenden mehr in der Wahrnehmung,
der Kommunikation, der Empathie und der Wertschätzung gegenüber einer anderen
Berufsgruppe gefordert. Dies bringt schon einen Kompetenzzuwachs in diesem Bereich mit sich. Auch braucht es ein hohes Maß an Vertrauen, damit sich die Teilnehmenden trotz ihrer beruflichen Unterschiedlichkeit in der Gruppe öffnen können.
Diese Erfahrungen werden natürlich auf Patientensituationen übertragen. Auch nach
drei Monaten wurden vor allem die Bereiche »beruflichen Relevanz« (gerade, wenn es
zu interdisziplinären Fallbesprechungen kommt) und »Bewusstsein um eine spirituelle
Dimension für die eigene Arbeit« von der interdisziplinären Gruppe besser beurteilt.

In der *homogeneren Gruppe* hingegen wurden am Fokus Tag andere Fähigkeiten
hoch bewertet und zwar in der folgenden Reihenfolge: Unterschiedlichkeit akzeptieren, aktiv zuhören, Kommunikation und Empathie.

Was die Patientenbedürfnisse betrifft, so waren die Mitarbeitenden der Pflege
dafür sehr sensibilisiert. Sie erfahren tagtäglich die Unterschiedlichkeit der Persönlichkeiten und erleben wie bedeutsam es ist, durch Empathie und Kommunikation
adäquat auf die Patienten eingehen zu können. So war es nicht erstaunlich, als es bei
der Evaluation nach drei Monaten um die »Anwendung sensibilisierter Kompetenzen« ging, dass die Mitarbeitenden der Pflege angaben, diese gut umsetzen zu können. Auch bei der Frage nach der »Wahrnehmung der spirituellen Bedürfnisse«,
erzielte die homogenere Gruppe in der Selbsteinschätzung höhere Werte. Laut dem
zweiten Fragebogen hatte die homogenere Gruppe nach dem Fokus Tag einen höheren Zuwachs in Bezug auf Spiritualität.

1.5.2 Die Sorge um die eigene Motivation und die eigenen Kraftquellen

Obwohl »Selbstsorge« laut der drei Positionen nicht zu den Basiskompetenzen, also
nicht zur Lehrebene der Haltungen, zu zählen ist, kam am Fortbildungstag indirekt
durch die Übung »Aktiv zuhören«, kombiniert mit der Auseinandersetzung mit den

eigenen Kraftquellen, diese dennoch zur Sprache. In der Reflexion wurde überraschend intensiv darauf eingegangen. Auch wurde hier sichtbar, wie notwendig Fortbildungsangebote sind, die auf diese erste Sensibilisierung aufbauen. Beim Fokus Tag selbst zeigte sich, dass sich das Auftanken der eigenen Kraftreserven sehr auf den Bereich außerhalb des beruflichen Umfeldes beschränkte. Erst bei genauerem Nachfragen (im zweiten Fragebogen) nach speziellen Orten und Ritualen im Haus wurde der Fokus auf Orte der Kraft und weniger auf kraftspendende Rituale gelegt. Nachvollziehbar ist dies für mich, weil Fixangebote von Ritualen wie Gottesdienste, Meditationen, Musik etc., schwer in den intensiven Arbeitsalltag eingebaut werden können. Orte der Kraft hingegen, die zu individuellen Zeiten aufgesucht werden können, sind dienlicher. Religiös stärker gebundene und spirituell intensiv verankerte ältere Mitarbeitende bevorzugten laut Evaluation eher die Kapelle als Ort zum Auftanken. Jüngere Altersgruppen, spirituell eher weniger intensiv verankerte Mitarbeitende, würden sich mehr über gemütliche Rückzugsorte mit Sofa, Pflanzen, Musik, Massagesessel freuen. Empfehlenswert wäre, sich mit diesem Wunsch intensiver auseinanderzusetzen. Es ist davon auszugehen, dass sich durch einen Kompetenzzuwachs und einen Zuwachs des persönlichen Bezuges zu Spiritualität dieses Bedürfnis weiterentwickelt. Dabei ist es nicht unbedingt notwendig, dass die bisherigen Orte der Kraft, wie z. B. die Kapelle, attraktiver werden. Vermehrtes Augenmerk sollte darauf gelegt werden, welche Orte es zu entdecken und zu entwickeln gilt, in denen auch künftige Generationen Kraft tanken können. Darüber hinaus bräuchte es neben zusätzlichen Kompetenzen auch geeignetere Rahmenbedingungen, um Orte der Kraft aufsuchen und so mehr auf die Selbstsorge achten zu können.

1.5.3 Die Sorge um die Organisation Gesundheitswesen, damit sie die umfassende Begleitung um leidende Menschen gewährleistet

Aus diesem Blickwinkel will ich noch einmal die Gedanken von Ulrich Körtner und dem Ehepaar Heller aufgreifen, die die Bedeutung der Verbindung des personenzentrierten Lernens mit dem intelligenten Lernen einer Organisation betonen (Körtner 2007; Körtner 2009; Heller 2015).

Interessanterweise sind jene Kompetenzen leichter vermittelbar, die bereits von einer Institution als wichtig befunden wurden und daher immer wieder erwähnt oder unterstützt wurden. Entsprechend dazu erreichten jene Kompetenzen bei der ersten Bewertung durch die Mitarbeitenden weniger Punkte, denen eine Organisation oder Gesellschaft weniger Bedeutung zugesteht (z. B. Demut, Dienen, Transparenz). Es ist nicht besonders erstaunlich, dass Kompetenzen wie Demut, Dienen oder Absichtslosigkeit durch ein verändertes Menschenbild wenig Bedeutung genossen, auch wenn sie unter Umständen auf die spirituellen Wurzeln eines Hauses (z. B. Ordenskrankenhaus) verweisen.

Offen ist die Frage, ob die Basiskompetenz »die Endlichkeit des Lebens zu akzeptieren« nicht schwer schulbar ist. Der Tod ist gesellschaftlich nach wie vor ein Tabuthema. Darüber hinaus benötigt dieser Bereich höchste Sensibilität und eine hohe Verankerung in der eigenen Spiritualität. Es ist nicht verwunderlich, dass diese

Fähigkeit bei der Einschätzung am Fokus Tag eine relativ geringe Punktezahl erreichte. Anzumerken ist, dass die Mitarbeitenden dieses konkreten Fokus Tages verhältnismäßig selten in Berührung mit Sterbesituationen kommen, da aufgrund der fachlichen Ausrichtung des Hauses die Mortalitätsrate bisher sehr niedrig ist. Aus diesem Grund wurden am Fokus Tag keine speziellen Übungen dazu angeboten.

Wenn den Kompetenzen, die in der Kultur einer Institution wenig Ansehen genießen, den Mitarbeitenden schwerer vermittelbar sind, könnte dies zu einer kritischen Reflexion führen, welche Haltungen in der eigenen Organisation noch weiterentwickelt werden könnten. Die von allen vier Autoren als wichtig erachteten Kompetenzen könnten durchaus für eine Institution als sinnvolle Reflexionsfolie dienen, um den eigenen Zugang zu Spiritual Care zu erweitern und Haltungen von Spiritual Care in das Leitbild der Institution zu integrieren um eine heilvolle Atmosphäre zu nähren oder den »besonderen Geist«, wie es Patienten der Klinik Diakonissen Linz öfters umschreiben zu bewahren, braucht es den Rückhalt der Geschäftsleitung. Dies würde eine optimale Basis für ein Klima bilden, in dem, wie die Pädagogin, Therapeutin und Supervisorin Monika Müller es beschreibt, spirituelle Bedürfnisse auf einen Resonanzraum stoßen (Müller et al. 2008).

1.5.4 Empfehlungen

Gemäß der Rückmeldung der Fokus Tag-Teilnehmenden ist festzuhalten, dass durch Fortbildungsangebote zur Wahrnehmung spiritueller Bedürfnisse nicht nur die Arbeitszufriedenheit, sondern auch die Pflegequalität und die Zufriedenheit der Patienten steigt.

Um das Bewusstsein für die spirituelle Dimension zu schärfen, ist dieser Sensibilisierungstag, wie aus den Evaluationsergebnissen ersichtlich wurde, eine sinnvolle Basis. Deutlich war allerdings, dass dies mit einem einmaligen Angebot nicht abgetan ist. So lässt sich gut nachweisen, dass jene Gruppen (Altersgruppen 19–30 J und 41–50 J), die in dieser Hinsicht den geringsten persönlichen Zugang zur Spiritualität ursprünglich aufwiesen, nach dem Sensibilisierungstag einen hohen Zuwachs bestätigen. Wenn es aber um das spirituelle Bewusstsein im Berufsalltag und den Einsatz bestimmter Kompetenzen ging, vergaben jene Gruppen höhere Punkte, die bereits auf einen intensiveren Zugang zurückgreifen konnten. Ein jährliches Fortbildungsprogramm mit aufbauenden Modulen wäre daher sehr empfehlenswert, wie konkrete Rückmeldungen der Mitarbeitenden zeigen. Darüber hinaus wird sichtbar, dass gerade jüngere Generationen aufgrund von gesellschaftlichen Entwicklungen – einen immer geringeren Bezug zur Spiritualität mitbringen. Zugleich erkennen gerade diese Generationen immer mehr die Bedeutsamkeit der spirituellen Dimension für die eigene Arbeit (vermutlich auch aufgrund vieler Studien). Daher kann der Leitung einer Institution nur empfohlen werden, die Implementierung eines Fortbildungsprogrammes für Kompetenzen von Spiritual Care als ein relevantes Zukunftsthema zu betrachten und der Weiterentwicklung besondere Aufmerksamkeit zu schenken. Damit wird sie auch der Tendenz zur Überforderung spiritueller Begleiter vorbeugen, vor der unter anderem Michael Balboni warnt, wenn keine kontinuierlichen Weiterbildungsmaßnahmen stattfinden (Balboni et al. 2013).

Es braucht Entschlossenheit vonseiten der Leitung, um diese Kompetenzen zu schulen und dann im Behandlungsplan zu implementieren. Durch mehr Wissen im Bereich der Patientenbedürfnisse und der Erkenntnis, dass durch den unterschiedlichen Wahrnehmungsfokus der einzelnen Berufsgruppen ein großer Gewinn in punktuellen interdisziplinären Fallbesprechungen liegt, kann eine höhere Behandlungsqualität erzielt werden. Dies verlangt in Summe nicht unbedingt ein viel höheres Zeitbudget für Mitarbeitende. Durch eine erhöhte Präsenz und eine geschärfte Wahrnehmung ist viel Zeitersparnis möglich. Die reflektierte und gezielte Prioritätensetzung bei einzelnen Behandlungsschritten nach einer interdisziplinären Fallbesprechung, die durch ein am Patienten orientiertes Pflegemodell möglich ist, erlaubt eine effektivere Behandlung.

Zusammenfassend gehe ich davon aus, dass das Wahrnehmen und heilsame Eingehen auf spirituelle Patientenbedürfnisse in der Einführungsphase Zeit kosten. Im Gegenzug wird aber Zeit und Material gespart, weil Patienten sich wahrgenommen fühlen und nicht anderwärtig versuchen die Aufmerksamkeit der Mitarbeitenden zu erreichen. Darüber hinaus verändert sich das Schmerzempfinden der Patienten (Esch 2011). Längerfristig wirkt sich das positiv auf das Image der ganzen Institution, d. h. zum Vorteil für das ganze Krankenhaus, aus, worauf auch Ulrich Körtner sehr überzeugend hinweist (Körtner 2014).

Die Resultate zeigen, dass es für eine Institution als Ganzes unumgänglich ist, sich mit ihrem spirituellen Hintergrund zu befassen, ihr Leitbild zu überprüfen und nach den eigenen spirituellen Wurzeln zu graben. Sich dieser zu versichern und sie durch die verschiedensten Angebote und Impulse, wie z. B. Installationen zu einem spirituellen Thema, zu nähren, ist empfehlenswert. Dazu ist ein offenes Spiritualitätsverständnis hilfreich. Die Umsetzung der Schulung sollte jährlich kontrolliert und evaluiert werden. Erfahrungsgemäß haben in einem für Klinikleitungen herausfordernden Alltag Themen wie Spiritual Care wenig Platz. Aktuelle Probleme und finanzielle Herausforderungen bestimmen meist den Entscheidungshorizont. Daher ist es wichtig, vorab Zeitlinien zu vereinbaren, bis wann konkrete Schritte umgesetzt sein müssen.

Meine Praxiserfahrungen bestätigen die Annahme des Ehepaares Heller, dass Mitarbeitende der Reinigung oft einen sehr niederschwelligen, aber hilfreichen Zugang zu den Patienten und deren inneren Sorgen und Nöten haben (Heller und Heller 2014). Spannend bleibt es darüber nachzudenken, wie diese Mitarbeitende in ein Schulungskonzept eingebaut werden können, selbst wenn sie aus einer Fremdfirma stammen.

Abschließend gilt meine Empfehlung, immer bereits im Vorfeld darauf zu achten, welche Kompetenzen in welchem Ausmaß geschult werden sollen und die jeweiligen Rahmenbedingungen für ein entsprechendes Fortbildungsangebot zu schaffen. Je nach Ziel und Situation kann es durchaus sinnvoll sein, manchmal mehr auf gemischte Gruppen (nach Alter, Bezug zur Spiritualität oder Beruf) und manchmal eher auf homogenere Gruppen zu achten. Unentbehrlich ist es jedoch, eine gute spirituelle Basis aufzubauen.

Darum möchte ich mit Worten der Theologin und Psychotherapeutin Elisabeth Grözinger schließen, die in einem Vortrag bei einem Block von MAS-Spiritual Care darauf verwies, wie bedeutsam es ist zu wissen, welches Geistes Kind man ist und aus welchem Geist heraus man seine Arbeit tut (Grözinger 2015). Im 2016 erschienenen Buch »Geistesgegenwärtig behandeln« schreibt sie: »Geistesgegenwärtigkeit in der Psychotherapie definiere ich auf diesem Hintergrund einerseits sehr wohl als Fähigkeit, sich offen, engagiert und verbindlich auf einen anderen Menschen zu beziehen, andererseits jedoch als eine besondere Art der Beziehungsfähigkeit. Ich meine eine Fähigkeit zur Verbundenheit, die mit Empathie einhergeht, genauer die von einem *Geist der Liebe* zu jedem Lebewesen durchweht ist. … Ich verbinde mit diesem Geist der Liebe zugleich das Interesse an der Entwicklung bzw. der Befähigung der gesamten Schöpfung, die Energie dieser Erde so nutzen, dass Angst und Schmerz irgendwann ihre verstörende Kraft verlieren können.« (Grözinger 2016, S. 166)

In diesem Sinne vertraue ich darauf, dass Mitarbeitende durch die gezielte Schulung von Kompetenzen dazu befähigt werden, Patienten in ihren Nöten und spirituellen Bedürfnissen wahrzunehmen und heilsam darauf einzugehen. Sie werden in der Lage sein diese anzunehmen und nicht länger angstvoll versuchen einer Ohnmachtssituation auszuweichen. In Selbst- und Patientenwahrnehmung qualifiziert können die Mitarbeitende spirituelle Ressourcen nutzen und so Prozesse des »Heilwerdens« unterstützen.

Key Messages

Erste Evaluationsergebnisse:

- Durch das Wahrnehmen von spirituellen Bedürfnissen steigt die Arbeitszufriedenheit, die Pflegequalität und somit die Patientenzufriedenheit.
- Wichtig ist es Maßnahmen zu setzen, um den eigenen Zugang zur Spiritualität zu vertiefen.
- Die Entwicklung einer gewissen Entschlossenheit vonseiten der Leitung ist unverzichtbar.
- In der Einführungsphase kostet die Implementierung von Spiritual Care Geld und Zeit. Ihre positive Auswirkung auf das Image der Institution gleicht jedoch den Aufwand wieder aus.
- Wichtig ist die Auseinandersetzung mit der spirituellen Dimension im Leitbild.
- Spirituell nährende Angebote sind unverzichtbar.
- Empfehlenswert ist die Einbeziehung aller Berufsgruppen, selbst die der Reinigung.
- Je nach Bedarf der zu schulenden Kompetenzen sollte auf die Gruppenzusammensetzung Rücksicht genommen werden.

2 Umsetzungsphase – erste Ergebnisse werden sichtbar

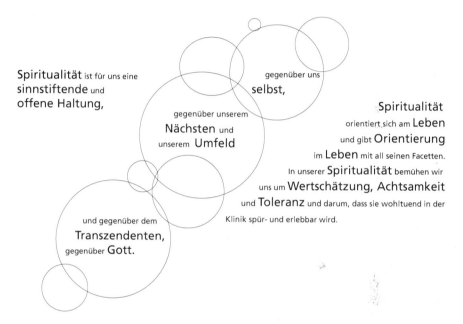

Spiritualität ist für uns eine sinnstiftende und offene Haltung,

gegenüber uns selbst,

gegenüber unserem Nächsten und unserem Umfeld

Spiritualität orientiert sich am Leben und gibt Orientierung im Leben mit all seinen Facetten. In unserer Spiritualität bemühen wir uns um Wertschätzung, Achtsamkeit und Toleranz und darum, dass sie wohltuend in der Klinik spür- und erlebbar wird.

und gegenüber dem Transzendenten, gegenüber Gott.

Abb. 2.1: Wandtafel im Eingangsbereich der Klinik Diakonissen Linz

2.1 Fortbildungskonzept – die Implementierung von Spiritual Care

Der Geschäftsführer und ärztliche Leiter der Klinik Diakonissen Linz (KDL) und Bereichsleiter für Finanzen sprachen in einer Sonderausgabe der internen Zeitschrift »Mitarbeiter Aktuell« im Herbst 2017 von einem bedeutenden Schritt der Weiterentwicklung hin zu einer zukünftigen Betreuungsqualität in der Klinik.

Eine Arbeitsgruppe, bestehend aus der Pflegeleitung, einer Vertreterin der Personal- und Organisationsentwicklung im Diakoniewerk, dem Leiter der Diakonischen Identitätsentwicklung im Diakoniewerk, dem Bereichsleiter für Finanzen und mir als Leitung der Seelsorge und inhaltliche Leiterin von Spiritual Care, kam am 24.10.2017 zusammen. Es wurden dabei Kriterien erarbeitet, die Grundlage für die zukünftige Arbeit an der Implementierung von Spiritual Care in der KDL sein sollen.

1.   Was soll sich verändern? Wo wollen wir hin?

Im Bereich der Haltungen soll ein Kompetenzzuwachs erfolgen. Ein sorgsamer, sensibler Umgang mit spirituellen Bedürfnissen der Patientinnen und Patienten soll erlernt und trainiert werden. Indem sich manche Haltungen des Personals verändern, wird auch ein »weiterentwickelter« Geist im Haus spürbar werden. Gemäß unserer Definition wollen wir uns bemühen, dass Spiritualität wohltuend in unserer Klinik spür- und erlebbar wird.

2.   Welche sind die »Rädchen«, an denen wir drehen? Welches Instrumentarium steht uns zur Verfügung?

Hier greift unsere Arbeitsgruppe als Konzeptentwickler auf die Erfahrungen aus der ersten Phase zurück. Es sind die bereits bewährten »*Fokus Tage*«. Diese werden von mir freiberuflich angeboten, da sie auf das Projekt bezogen und nicht Teil des Seelsorgeauftrages in der Klinik sind. Die Fokus Tage bilden die Basis des Fortbildungskonzeptes. Daher ist es empfehlenswert, dass all jene Berufsgruppen dieses Basis-Seminar besuchen, die in Kontakt mit Patienten stehen. Die Berufsgruppen wurden in vier Zielgruppen unterteilt. Das Basis-Seminar ist in erster Linie für Mitarbeitende der Gruppe 1 und in einer adaptierten Form für Mitarbeitende der Gruppe 2 gedacht. Ein gesondertes Design ist für die Gruppe 4 laufend zu entwickeln.

Neben den Fokus Tagen muss es für die bereits Geschulten zwei sogenannte »*Follow ups*« geben.

Darüber hinaus werden die Mitglieder des vorher bereits beschriebenen Arbeitskreises (AK) Spiritualität gezielt an einem Halbtag als *Multiplikatoren* ausgebildet. Ihre Aufgabe ist es, in Dienstbesprechungen mit Kollegen »Situationsbesprechungen aus der Praxis« anzuleiten. Auch soll es später für diese Multiplikatoren im Rahmen der regelmäßigen Treffen des AK-Spiritualität immer wieder *bedürfnisorientierte Inputs* geben.

Impulse und Projektinformationen im »Mitarbeiter Aktuell« sind ebenfalls angedacht.

Der Zeitplan für die Schulungen bezieht sich auf drei Jahre, auf die die Implementierung angelegt ist.

3.   Wie können wir unsere Absichten sichtbar machen? Wie sind sie in die Abläufe zu integrieren?

Die Grundfrage, wie das Konzept Spiritual Care in der KDL sichtbar und erfahrbar bzw. wirksam wird, beschäftigte uns als Konzeptgruppe intensiv. Alles steht und fällt damit, dass diese Sichtbarkeit und Erfahrbarkeit für die Mitarbeitenden fokussiert dargestellt und von ihnen als alltagskompatibel empfunden wird.

Wie ist das zu erreichen? Als besonders relevant erachten die Mitglieder der Konzeptgruppe folgende Punkte:

- Die Inhalte des Leitbildes sollen immer wieder neu beleuchtet und bearbeitet werden.
- Leitende Mitarbeitende sollen »ins Boot geholt werden«. Die Haltung von Führungskräften und ihre Vorbildfunktion ist in diesem Zusammenhang wichtig!
- Aus dem AK Spiritualität und darüber hinaus sollen Multiplikatoren gezielt dafür geschult und mit Impulsen begleitet werden.
- Die Sichtbarkeit und Erlebbarkeit soll durch vermehrte interdisziplinäre Zusammenarbeit, Reflexionen zu verschiedenen Situationen aus der Praxis und regelmäßige Impulse im »Mitarbeiter Aktuell« und darüber hinaus zu besonderen Zeiten, z. B. vor Weihnachten und Ostern, unterstützt werden.
- Die hauseigene Definition von Spiritualität soll als Grundlage des Handelns dargestellt und kommuniziert werden.

Bereits 2014 hat sich der neu gegründete AK Spritualiät der KDL mit den hiesigen spirituellen Wurzeln auseinandergesetzt. 2017 wurde gemeinsam mit der Geschäftsleitung eine hausspezifische Definition von Spiritualität als tragfähige Basis formuliert:

> Spiritualität ist für uns eine sinnstiftende und offene Haltung
>
> - gegenüber uns selbst,
> - gegenüber unserem Nächsten und unserem Umfeld
> - und gegenüber dem Transzendenten, gegenüber Gott.
>
> Spiritualität orientiert sich am Leben und gibt Orientierung im Leben mit all seinen Facetten.
> In unserer Spiritualität bemühen wir uns um Wertschätzung, Achtsamkeit und Toleranz und darum, dass sie wohltuend in der Klinik spür- und erlebbar wird.

Dabei ist festzuhalten, dass all diese Punkte auch mögliche »Teilprojekte« des »Gesamtprojektes« sein können.

Auf jeden Fall hat die Konzeptgruppe die Problemantik erkannt, die in einer mangelhaften Kommunikation und einem schlechten Sichtbar-Sein der Konzeptimplementierung im Haus liegt. So kann Spiritual Care leicht als »Steckenpferd« Einzelner abgetan werden und erreicht nicht die beabsichtigte Tiefen- und Breitenwirkung. Darüber hinaus wurde der Arbeitsgruppe bewusst, dass die Bedeutung und Relevanz für die Behandlungsqualität erst spürbar wird, wenn der überwiegende Teil der Mitarbeitenden im Wahrnehmen der spirituellen Bedürfnisse von Patienten und im heilsamen Darauf-Eingehen geschult wurde.

4. Wie bleiben wir dran? Wie ist Nachhaltigkeit zu erzielen?

Die Konzepteinführung ist gerade dadurch, dass sie auf drei Jahre anberaumt wurde, auf eine nachhaltige Wirkung von Spiritual Care angelegt.

Expertenmeinungen zufolge ist eine Personalentwicklungsmaßnahme dann nachhaltig, wenn sie zumindest 2/3 der Mitarbeiterschaft erreicht und von dieser in die alltägliche Praxis übernommen wird. Diese 2/3 der Mitarbeiterschaft werden von der Arbeitsgruppe als Mindestanzahl gesehen. Wünschenswert wären jedoch 3/4 der Mitarbeitenden. Es wird daher versucht, in drei Jahren rund 130 Personen mittels der verschiedenen Module zu schulen.

Um einen Großteil der pflegenden, medizinischen, aber auch administrativen Mitarbeitenden mit Patientenkontakt mit dem Ansatz von Spiritual Care vertraut zu machen und ihnen das »Handwerkszeug« zu erläutern, wurden diese, – darunter auch ein Teil der Fachärzte – vier unterschiedlichen Zielgruppen zugeordnet:

Gruppe 1: Stationäre Pflege (B, C, D, E), Anästhesiepflege inkl. Anästhesisten, Stationsärzte, Physiotherapeuten, Diätologen, Service-Mitarbeitende; von der Geschäftsleitung intendierte Teilnehmerquote: 75 %
Gruppe 2: OP-Pflege, Endoskopie, Radiologie, Innere Medizin (auch administrative Mitarbeitende in diesen ambulanten Bereichen), medz, Rezeption, Aufnahme, Café; von der Geschäftsleitung intendierte Teilnehmerquote: 50–67 %
Gruppe 3: Med. Dokumentation, Rechnungswesen, Verwaltung, IT, Haus- und Medizintechnik, Küche, Med. Material, Lehrkräfte; bei Interesse ist auch Mitarbeitende aus anderen Bereichen die Teilnahme auf Eigeninitiative möglich
Gruppe 4: Fachärzte der Inneren Medizin, Neurologie und der Radiologie sowie die hauptbelegenden Ärzte; ein gesondertes Veranstaltungsdesign ist noch zu kreieren; eine möglichst hohe Teilnahmequote ist wünschenswert.

Diese Maßnahme ist verbindlich auf drei Jahre angelegt. Zwischendurch werden immer wieder die aktuellen Schritte von der Ansprechperson für Spiritual Care vonseiten der Geschäftsleitung und mir besprochen. Die Ergebnisse der Fragebögen werden von mir evaluiert und jährlich präsentiert. Darüber hinaus werden laufend die strategischen Planungen mit der Geschäftsleitung abgestimmt.

Die Implementierung von Spiritual Care hat in hohem Maße einen *personalentwicklerischen* Charakter mit der Zielsetzung, in den relevanten täglichen Abläufen der Klinik Spiritual Care zu integrieren und damit die Behandlungsqualität zur erhöhen. Bei der Geschäftsleitung liegt auch die Letztverantwortung für eine erfolgreiche Umsetzung.

> »Summiert man die mit der Schulungszeit anfallenden Personalkosten, die Vortragshonorare sowie die Kosten am Seminarort, so ergibt sich für die auf drei Jahre anberaumte Implementierungsphase ein Betrag von rund € 100.000, -. Es ist dies zirka das eineinhalbfache des jährlichen Fortbildungsbudgets für das ganze Haus und alle Themen.«

Siegbert Hanak (Bereichsleiter Finanzen KDL)

Key Messages

- Eine hauseigene Spiritualitätsdefinition gibt Orientierung
- Die Schulung von 2/3 bis 3/4 der gesamten Belegschaft schafft Nachhaltigkeit
- Eine Einteilung der Berufsgruppen nach ihrer Nähe zum Patienten ist hilfreich
- Die Geschäftsleitung übernimmt die Letztverantwortung für eine erfolgreiche Implementierung

2.2 Ablauf und Inhalt der einzelnen aufeinander aufbauenden Angebote

2.2.1 Fokus Tag

Das Format des Fokus Tages wird jeweils für die Teilnehmenden der Gruppen 1 und 2 adaptiert. Für Gruppe 2 werden zwei Themenblöcke mit Bezug zu ihren beruflichen Aufgaben aufbereitet. Da für diese Berufsgruppen eher die Gesprächsführung im Vordergrund steht, werden dazu die entsprechenden Hintergründe vermittelt und andere Situationen aus der Praxis bearbeitet als mit Gruppe 1.

Einstieg:

Tavernier R (2007) Manchmal muss man einfach nur ans Meer fahren, um glücklich zu sein. München und Wien: Thiele Verlag, in der Thiele & Brandstätter Verlag GmbH. S. 110.

Das Besondere im Alltag zu entdecken, sich selbst etwas Gutes zu tun, den Blick auf das Schöne zu richten – dieses Credo findet sich in vielen Publikationen der französischen Kulturredakteurin und Autorin Rosalie Tavernier[7]. Im stressigen Klinikalltag innehalten – um diese Bewegung geht es auch bei Spiritual Care.

In Momenten, in denen wir den Überblick zu verlieren drohen, in denen das Wesentliche hinter dem Banalen verschwindet, rät uns Rosalie Tavernier alles liegen und stehen zu lassen und im Hier und Jetzt anzukommen. Ihre schlichten Rezepte führen zum Wesentlichen. Ganz ähnlich verhält es sich mit verschiedenen Empfehlungen versierter Autoren zu Spiritual Care. Auch sie klingen einfach, führen aber

---

7   Rosalie Tavernier, geboren in der Provence, studierte Romanistik und Philosophie an der Sorbonne. Sie lebt heute als Kulturredakteurin und freie Autorin in Paris.

zu einer sehr wesentlichen Dimension des Menschseins – zu seiner Spiritualität, wie auch immer diese aussehen vermag.

Anschließend folgt die Vorstellung des Ablaufes und der sonstigen Rahmenbedingungen.

Themenblock: persönlicher Zugang zur Spiritualität

 Spiritualität ist etwas sehr Persönliches und Individuelles. Eine stimmige Sprache dafür zu finden bedarf viel Übung. Aus diesem Grund ermutige ich bereits in der schriftlichen Einladung die Teilnehmenden einen Gegenstand mitzubringen, der die eigene Spiritualität gut zum Ausdruck bringt. Nachdem die Teilnehmenden oft aus verschiedenen Berufsgruppen und Bereichen des Krankenhauses kommen, bitte ich, dass sie sich mit dieser Übung vorstellen. Um den Einstieg zu erleichtern, beginne ich mit meiner Vorstellung als Person, meinem mitgebrachten Gegenstand und meinem Bezug zur Spiritualität. Als Nächster darf fortfahren wer möchte.

Methodik:

- Sesselkreis, Gespräch im Plenum
- eine Spirale aus Wolle mit dem Begriff Spiritualität bildet die Mitte
- Platzieren des eigenen Gegenstandes an einem guten Platz in der Spirale

Erfahrung:

 Die Teilnehmenden erleben es oft als großen Gewinn sich auf diese persönliche Art kennenzulernen. Dadurch kommen Facetten und Hintergründe zur Sprache, die sie sonst nie voneinander erfahren hätten. Die Beziehungen untereinander verstärken sich und die Wertschätzung füreinander wird gefördert. Anfänglich tun sich Mitarbeitende oft schwer, einen passenden Gegenstand zu finden, weil sie meinen, nicht spirituell zu sein. Wenn sie ihren Blick auf Kraftquellen oder das Bedeutsame in ihrem Leben richten, werden sie meistens sehr schnell fündig. Nicht selten machen dann manche die Erfahrung, dass sie doch ziemlich spirituell sind.

> Beispielsweise brachte ein junger Mann aus der Pflege einen Anhänger für eine Halskette in Form eines Lebensbaumes mit. Er erzählte: »Den habe ich von meiner Schwester bekommen. Sie hat für alle Familienmitglieder je einen Anhänger aus dem Urlaub mitgebracht, als wir erfahren haben, dass unsere Mutter an Krebs erkrankt ist. Jetzt tragen wir alle immer die Ketten mit diesen Anhängern, wenn unsere Mutter eine wichtige Untersuchung oder Therapie hat. Dadurch haben wir das Gefühl, dass wir uns gegenseitig stärken können.«

Themenblock: Grundsätze von Spiritual Care:

Die meisten Teilnehmenden haben schon etwas über die heilsame Dimension von Spiritualität und Glauben gehört. Es gibt Studien darüber, dass religiöse Menschen in ihrem Heilungsprozess Vorteile haben. Wundergeschichten berichten von Menschen, die trotz schlimmster Diagnose wieder gesund wurden. Kurzum, man weiß heute, dass die spirituelle Dimension wesentlich dazu beiträgt, den Menschen auf seinem Genesungsweg zu unterstützen. Dazu ist es natürlich notwendig, dass spirituelle Bedürfnisse wahrgenommen werden.

Doch Spiritual Care betrifft nicht nur die Betreuungsebene zwischen Patienten/ Angehörigen und Mitarbeitende, sondern die Atmosphäre einer ganzen Organisation. Daher ist es ratsam, das Leitbild oder Grundkonzepte einer Institution nach spirituellen Dimensionen zu durchforsten und an diese anzuknüpfen. Sowohl beim Leitbild der KDL als auch beim Leitbild des Diakoniewerkes war dies eine »einfache Übung«. Es ist wichtig, dass die Mitarbeitende erkennen, dass Spiritualität nicht einfach als Methode von außen eingeführt wird, sondern vom Kern her, vom »Primary Spirit«, ableitbar ist. Wenn keine spirituellen Wurzeln oder Zugänge aufspürbar sind, muss man überlegen, inwieweit nicht zuerst diese Basisarbeit mit einer Institution erfolgen muss. Die angeführten Basiskompetenzen (▸ Kap. 1.4) können eine Reflexionsfolie darstellen, um Defizite wie auch Stärken aufzuspüren. Dabei präsentiere ich unseren Teilnehmenden immer wieder das Konzept von Spiritual Care (Gäbler-Kaindl et al. 2015).

Dabei geht es auch darum, Mitarbeitende ein ganzheitliches Menschenbild zu vermitteln, das auf einem Gesundheitsbegriff der WHO basiert. In der Bangkok Charta für Gesundheitsförderung (2005) wird von der WHO ausdrücklich gefordert, neben dem physischen, psychischen und sozialen Wohlbefinden, auch spirituelles Wohlbefinden gleichermaßen als ein fundamentales Grundrecht eines jeden Menschen anzusehen. (World Health Organisation 2005)

Methodik: Power Point Präsentation

- Warum befassen wir uns mit Spiritual Care?
- spirituelle Dimension aus dem Leitbild
- wichtige Dokumente, Konzepte, Befragungsergebnisse (z. B. Mitarbeiter-, Patientenbefragungen)
- Definition der WHO (siehe oben)
- ganzheitliches Menschenbild
- Konzept von Spiritual Care auf drei Ebenen.
- Übersetzung des Begriffes Spiritual Care und was man darunter verstehen kann.

Leitbild der Klinik Diakonissen Linz

Drei Handlungsprinzipien

Das diakonische Prinzip
Das Persönlichkeitsprinzip

Das Dual-Service Prinzip

Leitsätze für Mitarbeitende:

Wir motivieren uns!
Wir kommunizieren miteinander!
Wir entwickeln uns weiter!
Wir handeln empathisch, aber auch wirtschaftlich!

Leitsätze für Führungskräfte

Wir führen gerne!
Wir kommunizieren miteinander!
Wir orientieren unsere Mitarbeitenden!
Wir sind Wirtschafter!

Leitsätze für medizinische Experten

Wir arbeiten zusammen!
Wir kommunizieren miteinander!
Wir entwickeln uns!
Wir handeln empathisch und wirtschaftlich!

Mögliche Verbesserungspunkte aufgrund der Mitarbeiterbefragung von 2014

- Psychische Entlastung
- Wertschätzung
- Kommunikation
- Vertrauen

Hier wird sichtbar, dass wesentliche Basiskompetenzen in Spiritual Care durchaus im Leitbild vorhanden und somit auch für dessen Umsetzung wesentlich sind.

Erfahrung:

 Gerade die Auseinandersetzung mit dem Leitbild bringt viel Erreichtes, aber auch noch Offenes zu Tage. In unserer Situation war am Beginn meiner Tätigkeit in der Klinik Diakonissen Linz das Leitbild noch sehr jung, und wie unser damaliger wirtschaftlicher Geschäftsführer es formulierte, noch mit wenig »Fleisch« gefüllt. Natürlich kann die Beschäftigung mit dem Leitbild durchaus auch schwelenden Unmut von Mitarbeitenden ans Tageslicht bringen. Sehr oft erlebe ich, dass Mitarbeitende einer Institution den Eindruck haben, dass die Umsetzung des Leitbildes von der Leitung an die Mitarbeitenden delegiert wird. Dies führt dann meistens zu Reaktionen wie: »Es sollen mal die da oben damit anfangen.«

Das Bewusstsein, dass ein Leitbild kein »Ist Bild«, sondern entwicklungsfähig und Aufgabe aller in einer Institution ist, kann eine positive Dynamik auslösen. Voraussetzung ist aber, dass die Leitung diesen Prozess glaubwürdig mitträgt. Ein Knackpunkt war es daher für die Mitarbeitenden, als sie erfuhren, dass auch die Geschäftsleitung einen eigenen Fokus Tag absolvierte und sich diesem Prozess genauso stellte.

Themenblock: Auseinandersetzung mit den Begriffen Spiritualität und Religion

Care ist relativ leicht zu übersetzten, doch was ist eigentlich Spiritualität? Wie in Kapitel 1 bereits ausführlich aufgeschlüsselt, stecken hinter diesem Begriff viele verschiedene Zugänge. Mit der folgenden Übung soll für diesen weiten Raum ein Bewusstsein geschaffen werden. Außerdem geht es darum, die Aufmerksamkeit darauf zu lenken, dass sich unter Umständen der Zugang von Mitarbeitenden, Patienten, Bewohnern, Klienten zu Religion und Spiritualität stark verändert hat.

Methodik:

* In der Mitte des Sesselkreises, im Zentrum der mit Wolle ausgelegten Spirale liegt 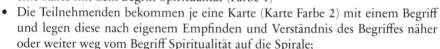 eine Karte mit dem Begriff Spiritualität (Farbe 1)
* Die Teilnehmenden bekommen je eine Karte (Karte Farbe 2) mit einem Begriff und legen diese nach eigenem Empfinden und Verständnis des Begriffes näher oder weiter weg vom Begriff Spiritualität auf die Spirale;
* anschließend kann eine Diskussion geführt werden, inwiefern Nähe und Distanz der einzelnen Begriffe für die anderen Teilnehmenden zur Spiritualität stimmt oder nicht stimmt. Der Besitzer der jeweiligen Karte soll einen guten Kompromiss finden und darf die letztgültige Entscheidung treffen.

Verwendete Begriffe: lebenslanger Prozess, Gott, Transzendenz, Sinn, Liebe, Identität, Moral, Orientierung, Erfüllung, Lebensdeutung, Geborgenheit, Mystik, Bedrohungen, Kommunikation

* Der Vortragende legt eine weitere Karte (Farbe 1) dazu mit den Begriff Religion und regt die Teilnehmenden an zu überlegen, ob und wie sich die Positionen der Begriffe auf den anderen Karten nun vielleicht verändern oder nicht.
* Input: Der Vortragende geht auf die Bedeutung von verschiedenen Begriffen in Bezug auf Spiritualität ein (▶ Kap. 1.2)
* Input mit Power Point Präsentation (Folien mit folgenden verschiedenen Definitionen)

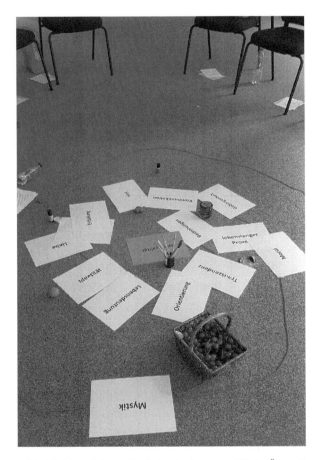

Abb. 2.2: Unterschied Spiritualität und Religion (unten angeführte Übung)

Definition von Religion

z. B. Wiener interreligiöse Ärzteplattform unterscheidet:

Religion = organisiertes System von Glauben
Religiosität = persönliche Einstellung, Sammelbegriff für rel. Bewusstsein und
Verhalten. (Körtner 2011)

Definition von Spiritualität

Spiritualität ist für uns eine menschliche Qualität, ein Raum im Inneren des
Einzelnen. Sie zeigt sich im Verbunden-sein mit dem Nächsten, mit der Welt, mit
der Natur, mit sich selbst und mit einem Transzendenten (Heiligen, Gott). Sie ist

wirksam bei der Suche nach Sinn, nach Halt und Orientierung. Sie hilft mit Sinnlosigkeit, um zu gehen. Spiritualität ist ein Geschenk, sie ist unverfügbar (Gäbler-Kaindl 2016b).

Definition von Spiritual Care

Spiritual Care wird als Begleitung beim Finden der eigenen Wahrheit und als Stärkung der Ressource Spiritualität sowie als Sorge um die Atmosphäre in einer Institution verstanden. Spiritual Care erfordert eine Haltung von Aufmerksamkeit, Präsenz, Offenheit, Vertrauen und Liebe. Spiritual Care ist Begegnung (Gäbler-Kaindl 2016b).

Erfahrung:

Wie hat sich das Verständnis des Begriffes verändert bzw. was verstehen wir als Gruppe heute unter Spiritualität? Was gehört dazu, was nicht, welche Begriffe sind für Spiritualität relevant? Was empfinden wir als spirituell?

Diese Auseinandersetzung ist essenziell, weil sich der gesellschaftliche Zugang zu Spiritualität und Religion verändert hat, wie in den persönlichen Zugängen sichtbar wird. Bei dieser Übung wird den Teilnehmenden der Unterschied zwischen Religion und Spiritualität bewusst. Hier befinden wir uns an einem ganz wesentlichen Punkt des Lernprozesses, wenn Mitarbeitende diesen Unterschied verstehen, und wenn sie bemerken, dass die Institution ihnen kein fertiges Konzept überstülpen möchte, sondern jeder mit seiner Spiritualität, sofern sie heilsam ist und einem anderen nicht aufgezwungen wird, sehr willkommen ist. Gelingt dies, gewinnen die Fokus Tage und die damit verbundene Absicht enorm an Glaubwürdigkeit.

Themenblock: notwendige Kompetenzen

Um den Mitarbeitenden ein gewisses Handwerkszeug im Sinne einer Orientierung mitzugeben, stelle ich immer zuerst die unterschiedlichen Ebenen der Kompetenzen dar. Ich versuche ihnen zu vermitteln, dass es an diesem Fokus Tag nur um die Sensibilisierung für die Basiskompetenzen geht, um nicht ein Gefühl der Überforderung zu erzeugen.

Auf die einzelnen Basiskompetenzen gehe ich inhaltlich ein (▶ Kap. 1.4).

Methodik: Input mit Power Point Präsentation

- Kompetenzen für Spiritual Care
- Spirituelle Basiskompetenzen
- Spezifisch spirituelle Kompetenzen
- Zusätzliche spirituelle Berufskompetenzen

Basiskompetenzen:
Sich der Bedeutsamkeit seines eigenen spirituellen Hintergrundes bewusst zu sein, Empathie, Unterschiedlichkeit zu akzeptieren, Wertschätzung, die Endlichkeit des Lebens akzeptieren, leidenschaftliche Präsenz im Hier und Jetzt, Kommunikation, Demut/Dienen, Absichtslosigkeit, aktiv zuhören, Nähe/Distanz, begleiten und loslassen, Vertrauen, Transparenz, Ehrlichkeit und Authentizität statt Distanziertheit.

Methodik:

 Auf einem Flipchart sind die wichtigsten Basiskompetenzen zusammengefasst. Die Teilnehmenden reflektieren darüber, welche von ihnen als bedeutsam erachtet werden. Sie dürfen fünf Punkte (vorbereitete Klebepunkte) nach eigenem Ermessen (von fünf Punkten pro Begriff bis je einen Punkt) für die fünf wichtigsten Kompetenzen vergeben.

Erfahrung:

 Den Mitarbeitenden wird bewusst, dass es nicht um die Übernahme von seelsorglichen Aufgaben geht, sondern um Haltungen, die in den eigenen Berufsalltag integriert werden können.

Sehr schnell kann bei den Teilnehmenden der Eindruck entstehen, dass dies alles sicherlich wichtig ist, aber dafür die nötige Zeit fehlt. Die folgenden Übungen sollen das Gegenteil verdeutlichen.

Die Bewertung durch die Mitarbeitenden hilft die eigene Praxis und Kultur im Haus in den Blick zu nehmen. Wie ich bereits im Kapitel 1.6.3 ausgeführt habe, stehen diese in einem inneren Zusammenhang.

Themenblock: Bildbetrachtung Baum

 Eine gezielte Bildbetrachtung kann die Wahrnehmung enorm schärfen.

Methodik:

- Bildbetrachtung anhand eines Baumbildes aus einem der Krankenzimmer der Klinik
- Impulsfragen mit Diskussion im Plenum (mit Handout):
  - Was sehe ich? Was fällt mir auf? Was ist offenkundig, was unwichtig? Welche Farben und Formen sehe ich? (Mit ungelenkter Aufmerksamkeit das Bild betrachten)
  - Wie ist die Bildfläche organisiert? Gibt es einen Vordergrund, einen Hintergrund, Mittelpunkt, Bewegung? Wie verhalten sich Licht und Schatten? (Mit ordnender systematischer Aufmerksamkeit »herumwandern«)

- Was löst das Bild in mir aus? Zieht mich das Bild an? Was stört mich? Was provoziert mich? In welche Gestimmtheit will mich das Bild versetzen? (Aufmerksamkeit auf innere Regungen richten)
- Was hat das Bild zu bedeuten? Welche Botschaft steht hinter dem Bild? Welche Symbolkraft wird vermittelt? Was bedeutet das Bild für mich? Würde ich mir das Bild aufhängen?

Input:

Die Religionspädagogin Elsbeth Bihler schreibt: »Der Baum ist das Symbol des Lebens schlechthin.« (Bihler 1998, S. 166)

Einzeln oder in einer Gruppe und selbst im Wald bleibt der Baum ein Individuum, einzigartig, nicht wiederholbar, wie wir Menschen. In vielen Redensarten werden Menschen oder deren Lebenswelten mit Bäumen verglichen. Indem der Baum zum Gleichnis menschlichen Lebens wird, lässt er den Menschen nach seiner Herkunft, seinem gegenwärtigen Leben, seinen Zukunftswünschen und -träumen fragen.

Die Wurzeln regen an nachzudenken: Worin halten wir uns fest? Wo können wir uns verankern? Was ist der Grund, auf dem ich stehe?

Der Stamm öffnet den Blick auf Fragen wie: Was gibt meinem Leben Halt? Wer unterstützt mich dabei?

Die Baumkrone lässt uns nach unseren Sehnsüchten und Wünschen fragen.

Blätter, Blüten und Früchte lenken unseren Blick auf die Frage: Was möchte ich noch erreichen oder erhoffen?

Vögel nisten in Bäumen.

Stürme können ihn biegen und entwurzeln. Bis zu seinem Absterben hört der Baum niemals auf zu wachsen. Der Baum führt uns wie kaum ein anderes Symbol den Kreislauf des Lebens vor Augen. Der Baum ist auch Symbol für die Verbindung von Himmel und Erde (Bihler 1998).

Erfahrung:

Laut einer ehemaligen Mitarbeiterin im Marketing der KDL, belegen »Healing-Environment«-Studien, dass der Heilungsverlauf bei Patienten bedeutend schneller voranschreitet, wenn sie den Blick vom Krankenzimmer hinaus in die grüne Natur haben. Entsprechend diesem Ansatz setzte sich die Klinik Diakonissen mit dieser Thematik auseinander. Nach einem intensiven Prozess entstand die Idee, unsere Patientenzimmer mit »Baum-Bildern« auszustatten. Bäume vermitteln nicht nur Natur, sondern sind für viele Menschen ein Kraft- und Ankerplatz.

Themenblock: Wahrnehmung des Patienten

Bei der folgenden Übung geht es um die Übertragung der Bildbetrachtung auf die Patientenbegegnung. Im Zusammentragen der Eindrücke und Erfahrungen soll die

71

Wahrnehmung der Mitarbeitenden für den unmittelbaren Moment geschärft werden.

Methodik:

Diskussion im Plenum zu Impulsfragen (auf Handout)

- Was sehe ich? Wie ist das Licht? Was liegt auf dem Tisch, auf dem Nachkästchen? Ist der Patient zugedeckt? Ist es stickig im Zimmer? Wo stehen die Pantoffeln, liegt der Nachtmantel? Welches Nachtgewand trägt der Patient? Sind Vorhang, Fenster offen? Ist der Patient auffallend kultiviert? Wie ist sein Gesichtsausdruck, seine Körperhaltung? Was höre und sehe ich noch, Fernseher etc., Zeitung, Essen, Kaffee, Getränke, …?
- Welche Dynamik herrscht im Zimmer? Spricht der Patient? Was sagt er, und wie? Wie ist die Interaktion mit den Bettnachbarn, den Besuchern? Nehme ich Nachwirkungen des Besuches wahr? Wie verändert sich die zwischenmenschliche Atmosphäre? Was ist der erste Satz des Patienten? Welche Wörter und Bilder benutzt er?
- Was löst das in mir aus, welche Bedeutung hat das für mich? Ärger, Ohnmacht, Freude, Angst, Gelassenheit?
- Was könnten die verschiedenen Dinge, Bilder, Begriffe für ihn bedeuten?
- Welches Gesamtbild ergibt sich? Welche Bedürfnisse könnten dahinterstehen?

Erfahrung:

Am eindrücklichsten war es, als eine Mitarbeiterin im Service all die Gegenstände aufzählte, die sie auf einem Patientennachtkästchen wahrgenommen hatte. Daraufhin meinte eine Stationsärztin: »Das habe ich mein Leben lang noch nicht gesehen.« Im gezielten Wahrnehmen werden den Teilnehmenden oft viele Eindrücke bewusst, die sonst im Alltagsgetriebe untergeben, aber enorm wichtige Informationen über den Patienten liefern.

Themenblock: Präsenzübung

Methodik:

- im Sitzen
- guter Kontakt der Fußsohlen mit Boden
- aufrechte Position
- Anleitung:

»Wir gehen mit der Aufmerksamkeit zu unserem Atem, wie er kommt, wie er geht. Ganz automatisch strömt er in unsere Lungen, ohne dass wir großartig etwas dazu tun müssen.

Versuchen Sie wahrzunehmen, wie Ihre Fußflächen den Boden berühren, wie sie vom Boden getragen werden. Stellen Sie sich vor, wie sich unsichtbare Wurzeln in den Boden bohren und vom Boden ihre Kraft aufnehmen.

Gehen Sie mit Ihrer Aufmerksamkeit über den Fußrücken weiter bis zu den Knöcheln, den Unterschenkeln bis zu den Knien, den Oberschenkeln, bis zum Gesäß. Ihre Wirbelsäule streckt sich vom Becken weg gegen den Himmel. Gehen Sie mit Ihrer Aufmerksamkeit Wirbel für Wirbel hoch, Lendenwirbel, Kreuzwirbel, Brustwirbel, Halswirbel. Die Wirbelsäule trägt Ihre Schultern, spannen Sie die Schultern an und lassen Sie locker (2 x), Ihr Kopf wird von der Wirbelsäule getragen. Sie bildet eine Verlängerung in den Himmel. Wie an einer unsichtbaren Schnur richtet sich der Körper auf und verbindet sich mit dem Himmel. Sie ragen wie ein Baum in die Höhe. Sie sind ganz da.«

7–10 Min. Meditation je nach Stimmung in der Gruppe, Ende mit einem Gong.

Erfahrung:

Niemand kann 14 Stunden am Tag völlig präsent sein. Aber ich kann mich in einem entscheidenden Moment fokussieren, in dem ich Präsenzübungen pflege und mich mit dieser Haltung verbinde. Ich kann mich fragen, in welcher Stimmung ich in ein Zimmer trete. Wichtig ist mir dessen bewusst zu sein, dass sich unbewusste Stimmungen übertragen können: z. B. wenn ich, aus einem Konfliktgespräch noch etwas aufgewühlt in ein Patientenzimmer gehe und mir dessen nicht bewusst bin, dann könnte dies Ängste, die ein Patient vor einer OP hat, noch verstärken.

Themenblock: Hintergrund zu verschiedenen Bedürfnissen

Physische Symptome, soziale Bedürfnisse, Lebensgeschichte/Lebensentwurf und -wille, spirituelle Bedürfnisse und psychische Bedürfnisse/Symptome, all diese Bereiche eines Patienten sind wichtig, um ganzheitliche und stimmige Behandlungs- und Begleitformen zu finden. Mit diesem Zugang des Palliativteams des Universitätsspitals Basel arbeiten wir nicht nur in terminalen oder palliativen Kontexten. Wir versuchen anhand dieses Modells immer wieder Situationen aus der Praxis zu reflektieren.

Methodik:

Mittels Power Point Präsentation werden die verschiedenen Hintergründe anhand von Impulsfragen zu den einzelnen Bedürfnissen erläutert:

- physische Symptome (Atemnot, Schmerzen, …): Können die Ursachen behandelt werden? Wodurch? Womit?
- soziale Bedürfnisse: Gibt es Ressourcen, die genützt werden können, oder die man schützen muss? Wie ist das Verhältnis zu den Angehörigen? Braucht es Beratungsstellen oder einen Sozialdienst zur Unterstützung?
- Lebensgeschichte/Lebensentwurf und Lebenswille: Wie soll die verbleibende Lebenszeit gestaltet werden? Welchen Einfluss hat eine mögliche Einschränkung auf persönliche Vorlieben und Hobbies? Was ist diesbezüglich wichtig für eine Therapieentscheidung?

- spirituelle Bedürfnisse: Wo und wie kann Kraft geschöpft werden? Sind Seelsorge, Freunde, Familie eine hilfreiche Unterstützung?
- psychische Bedürfnisse/Symptome: Welche Ängste sind da? Handelt es sich um Depressionen? Wie kann das Sicherheitsgefühl gestärkt werden?

Themenblock: Situationen aus der Praxis

Methodik:

Gruppenarbeit: Jede Gruppe bearbeitet eine Situation aus der Praxis und versucht in einer Grafik mit fünf sich überschneidenden Kreisen, mögliche Bedürfnisse der einzelnen Kategorien zu benennen und mögliche Unterstützungsmaßnahmen vorzuschlagen.

Situationen aus der Praxis:

Patient A; 47 Jahre, kommt zu einer geplanten OP. Beim Einleiten der Narkose hatte der Patient einen stark erhöhten Blutdruck, der sich während der OP wieder normalisierte. Bei der Ausleitung der Narkose stieg der Blutdruck erneut stark. Dem Patienten wurde im Aufwachraum ein Blutdruck senkendes Mittel verabreicht. Auf der Fahrt vom Aufwachraum auf die Station erzählte der Patient der zuständigen Schwester, dass sich der erhöhte Blutdruckwert aus dem Tod seines vor 14 Tagen verstorbenen Schwiegervaters erklären lässt, den er immer vor Augen hat. Der Patient hatte seinen Schwiegervater tot im verunfallten Auto vor seinem Haus gefunden und das Gesicht des Toten lässt ihn seither nicht mehr los.

Patientin B; 76 Jahre, leidet an furchtbaren Rücken- und Kopfschmerzen. Sie ist, wie sie selbst sagt »mit den Nerven fertig.« Ein Neurologe aus einem benachbarten Krankenhaus besucht sie auf Anraten der Schmerztherapeutin, da der ihr bereits bekannte Neurologe auf Urlaub ist. Die Patientin ist verzweifelt und frustriert von dem Besuch des Neurologen, der sie zwar physisch untersucht, aber meinte, er wisse nicht, wie er ihr helfen sollte.

Eine ihrer Töchter ist schwer alkoholkrank und beschimpft sie beständig, obwohl sie sich immer wieder um sie kümmert. Sie hat Panik vor einem möglichen Besuch der Tochter, weil sie fürchtet, dass diese sich furchtbar benimmt. Ihre andere Tochter hat keinen Kontakt zur Schwester. Auch die Kinder der alkoholkranken Tochter haben keinen Kontakt mit der Mutter, sie haben aber ein sehr gutes Verhältnis zu unserer Patientin (ihrer Oma).

Patientin C; 57 Jahre, Hallux OP, nimmt sehr viele Schmerzmedikamente und klagt darüber, dass nichts hilft. Durch die vielen Schmerzmedikamente leidet sie an Übelkeit als Nebenwirkung. Ihre Rückenschmerzen hat sie seit vielen Jahren, ohne dass organisch etwas gefunden wurde. Seit ihrem 9. Lebensjahr leidet sie an Diabetes Mellitus. Trotz schlechter Insulinapplikation hat sie keine Folgeschäden. Laut Mitarbeitenden in der Pflege redet sie kaum. Die Dosis der Schmerzmittel, die sie täglich nimmt, ist so hoch, dass sie laut Pflegemitarbeitende kaum im Verhältnis zu den Schmerzen stehen könne. Im Gespräch mit der Seelsorge ist sie anfänglich offen, blockt aber zunehmend ab, sobald das Thema in Richtung Umgang mit Schmerzen, andere Behandlungsformen etc. geht. Sämtliche Therapien, die sie bereits versuchte, hatten nach ihrer Ansicht immer auch die psychische Komponente ihres Leidens mitberücksichtigt, ohne Erfolg. Sie ist verheiratet und hat keine Kinder.

Erfahrung:

Wenn sich Mitarbeitende mit anderen Bereichen jenseits der physischen Symptome auseinandersetzen, entsteht ein ganz anderes Bewusstsein für die Energie, die einem Patienten zum Heilwerden zur Verfügung steht. Ist z. B. ein großer Teil der Energie eines Patienten mit sozialen Sorgen oder spirituellen Fragen gebunden, fehlt natürlich diese Energie im Genesungsprozess.

Themenblock: persönliche Kraftquellen

Die Selbstsorgekompetenz ist meines Erachtens eine Schlüsselkompetenz in Spiritual Care. Nur wer gut mit sich selbst umgeht, kann andere gut begleiten. Als Spiritual Caregiver sind wir selbst das Medium, mit dem wir arbeiten. In der Art und Weise, wie ich mich um meine spirituellen Quellen kümmere, kann ich mich auch um die spirituellen Quellen eines anderen sorgen.

Daher ist die Auseinandersetzung mit den eigenen Kraftquellen bei allen Fortbildungen in Spiritual Care unverzichtbar. Wer mit Patientinnen und Patienten zu tun hat und im Sinne von Spiritual Care arbeiten will, sollte sich immer wieder reflektierend mit der früheren und aktuellen Triebfeder seines beruflichen Agierens beschäftigen und sich neu »erden«. Dazu gehört der Blick auf den eigenen spirituellen Hintergrund, auf die Wünsche und Bedürfnisse, die diesbezüglich bestehen, und auf welche Weise diese individuell und institutionell Erfüllung finden.

Methodik:

Einzelarbeit an folgenden *Impulsfragen*

- Was zähle ich zu meinen Kraftquellen?
- Was hilft mir in persönlich schwierigen Situationen?
- Ist für mich Spiritualität/Glaube/Religion eine persönliche Ressource? Wenn ja, wie äußert sich das?
- Wie pflege ich meine Spiritualität/Glaube/Religion?

Themenblock: aktives Zuhören

Wie unterscheiden sich Begleitgespräche von Plaudereien mit Freunden? Es ist die Haltung des aktiven Zuhörens. Durch Spiegeln, verbale, nonverbale, paraverbale

Rückmeldungen, Wortwiederholungen … kann ich als Begleiter den Gesprächsfluss erhalten, ohne durch eigene Inhalte den Erzähler von seiner Geschichte zu weit weg zu bringen.

Methodik:

- 3er Gruppen
- Drei Rollen:
  - Erzähler: erzählt von seinen Kraftquellen
  - Begleiter: wendet aktives Zuhören an
  - Beobachter: beobachtet, wie gut das aktive Zuhören gelingt, gibt Feedback

Für jeden Teilnehmenden zehn Minuten (ca. sieben Minuten Gespräch drei Minuten Feedback)

- Wechsel, jeder soll jede Rolle ausprobieren.

Erfahrung:

Nicht allen Mitarbeitenden fällt es in der Rolle als aktiver Zuhörer leicht, eigene Erzählimpulse zu unterdrücken. Allerdings berichten oft die Erzähler von einer anderen Qualität des sich »Verstanden-Fühlens«.

Abschluss

Trotz Feedback-Möglichkeit durch einen Evaluationsbogen gebe ich den Teilnehmenden immer die Chance, in einer kurzen Blitzlichtrunde dazulassen, was man vielleicht nicht mit nach Hause nehmen möchte, rückzumelden, was den Rahmen des Evaluationsbogens sprengt und eventuell auch Feedback an die Gruppe zu geben.

Methodik:

Blitzlichtrunde durch Zuwerfen eines Igelballes:

Wie geht es mir jetzt?
Was nehme ich mit?
Was lasse ich da?

Abschlusstext:

»Gott, meine Oase« lautet der Titel eines sehr bekannten Buches von Phil Bosmans. Mit folgenden Gedanken daraus beende ich den Fortbildungstag und wünsche allen Teilnehmenden viele berührende und spirituell erfüllende Situationen in ihrem Berufsalltag.

Die Quelle der Stille

Wenn du müde geworden bist vom Laufen nach den Sternen,
um den Menschen in der Nacht etwas Licht zu bringen,
dann setz dich in der Stille nieder
und lausche auf die Quelle.

Wenn du tief genug vordringst
zum Kern der Dinge,
dann bekommst du Augen,
um unsichtbare Dinge zu sehen,
und Ohren,
um unhörbare Dinge zu hören.

(Phil Bosmans)

Ablauf Gruppe 2

Der Ablauf ist mit den Themenblöcken: Wahrnehmen des Patienten, Hintergrund zu verschiedenen Bedürfnissen und der Arbeit dazu völlig dient zum Ablauf Gruppe 1.

Themenblock: Wahrnehmung des Patienten

Methodik:

Übertragung dieses Modells auf die Patientenbegegnung/Telefonat

- Was sehe ich? Wie ist das Licht? Was liegt auf dem Tisch? Wie ist der Patient gekleidet? Ist der Patient gebückt oder aufrecht? Ist der Patient kultiviert? Wie sind Gesichtsausdruck und Körperhaltung? Ist es stickig im Zimmer? Wie klingt die Stimme des Patienten? Wie ist die Verbindung? Tageszeit? Von wo aus telefoniert der Patient?
- Wenn der Patient spricht, was sagt er? Wie sagt er es? Was ist der erste Satz des Patienten? Welche Wörter und Bilder benutzt er? Welche Stimmmelodie und Tonfall setzt der Patient ein?
- Welche Dynamik ist im Zimmer? Wie ist die Interaktion?
- Wie fühle ich mich heute? Welche Situation von vorher geht mir vielleicht noch nach? Was löst das Wahrgenommene in mir aus? Welche Bedeutung hat das für mich: Ärger, Ohnmacht, Freude, Angst, Gelassenheit, Stress, »Bauchweh« ...?
- Was könnten die verschiedenen Dinge, Bilder, Begriffe für den Patienten bedeuten?
- Welches Gesamtbild ergibt sich? Welche Bedürfnisse können dahinterstehen?

Themenblock: Hintergrund zu verschiedenen Bedürfnissen

Wie vermittle ich einem Gesprächspartner, dass ich ihn wahrnehme? Eine Möglichkeit ist, den Fokus auf die Bereiche Inhalt, Bedeutung, Gefühl und Wunsch zu legen.
Inhalt: Was ist Sache? Aufnahme, Zimmernummer, Familienstand, Selbstzahler

Bedeutung: Welche Bedeutung steckt für den Patienten dahinter? Schon lange warte ich auf eine OP; kostet mich viel; verspreche mir Heilung von der OP; hab gar keine Zeit dafür, muss nebenbei gehen, …

Gefühl: Welche Gefühle schwingen mit? Unbehagen, Angst, Freude, Aufregung

Wichtig ist zu wissen, Gefühlszustände können sich ändern, wenn sie ausgesprochen werden. Gefühlszustände wollen ins Rollen kommen. Äußerungen (außer sachlicher Natur) haben nicht immer mit dem Ziel etwas zu tun. Sie wollen gehört werden.

Tipp:
Mit kurzen, gefühlsbezogenen Äußerungen reagieren, und Gefühle und Bedeutung verbalisieren.

Wunsch: Welcher Wunsch steht beim Patienten im Hintergrund? Wünsche drängen in Richtung Intervention – auch wenn die Intervention nicht immer kognitiv in Richtung Wunscherfüllung gehen muss.

Um glaubwürdig bei meinem Gegenüber anzukommen, braucht es auch hier Basishaltungen wie Echtheit, Wertschätzung und Empathie. Durch klärende Gespräche kann eine heilsame Wirkung erzielt werden. Selbstvertrauen, Selbstwertgefühl und Selbstkompetenz werden gestärkt, wodurch sich Angst vermindern kann. Gerade im Klinikalltag sind angstmindernde Gespräche zwischen Tür und Angel, bei der Aufnahme, der Rezeption von Ambulanzen und im Röntgenraum, aber auch bei Telefongesprächen, bei denen OP-Termine vorbesprochen werden, relevante Situationen der Spiritual Care Praxis.

Methodik:

 Input mit Power Point Präsentation zu den oben angeführten Inhalten

Themenblock: Situationen aus der Praxis

Methodik:

- Gruppenarbeit
- Handout mit vier Begriffen in vier Teilbereichen (Inhalt, Bedeutung, Gefühl, Wunsch)
- Die Teilnehmenden versuchen in der Gruppe gemeinsam bei je einem Praxisbeispiel die dahinter liegenden Inhalte, deren Bedeutung, die Gefühle, die mitschwingen, und mögliche Wünsche herauszufinden.

Telefongespräche

Beispiel 1:

A: Klinik Diakonissen OP-Planung, Grüß Gott.
B: Grüß Gott.

A: Sie haben bei Dr. XXX einen OP-Termin am XY, und daher würden wir Sie bitten, dass Sie am Tag XY um 08:00 Uhr zu uns kommen.

B: Nein, das ist mir zu früh. Was soll ich dort?

A: Wissen Sie, das ist notwendig, um Sie auf die Operation vorzubereiten.

B: Ja, aber ich will noch bis Mittag arbeiten, ich habe so viel zu tun.

A: Bitte verstehen Sie, dass das ein großer Eingriff mit allen seinen Risiken ist. – Wir möchten, dass für Sie alles bestmöglich abläuft.

Beispiel 2:

A: Klinik Diakonissen OP-Planung, Grüß Gott.

B: Grüß Gott. Ich war schon ganz oft bei Ihnen.

A: Schön zu hören, dass Sie sich wieder für unser Haus entschieden haben.

B: Ich war eine Zeit lang bei Ihnen Stationsärztin, aber leider kenne ich niemanden mehr.

A: Ich kann Ihnen versichern, dass sich alle sehr gut um Sie kümmern werden. Haben Sie vielleicht einen Wunschanästhesisten?

B: Arbeitet Dr. XY noch bei Ihnen? Das wäre schön, wenn er die Narkose machen könnte!

A: Sehr gerne tragen wir Ihren Wunsch ein. Wir dürfen Sie noch bitten, dass Sie am XY um 09:00 Uhr zu uns zur Aufnahme kommen.

B: Sehr gerne. Vielen Dank für das angenehme Gespräch. Es würde mich sehr freuen, Sie persönlich kennenzulernen.

A: Vielen Dank, das würde mich auch sehr freuen. Ich wünsche Ihnen noch einen schönen Tag.

Beispiel 3

Ein Herr kommt ins Aufnahmebüro, war gerade in Behandlung in der Physiotherapie und klagt noch immer über starke Schwellungen nach der OP. Laut dem Physiotherapeuten könne ihm dieser mit den Lymphdrainagen nicht wirklich helfen, da sich auch nach mehrmaliger Therapie kein Erfolg zeigt. Er solle doch bitte den Stationsarzt nochmals aufsuchen. Der Patient meint jedoch, dass er nicht wieder dableiben möchte, da er ja ch gerade stationär war.

Ich beruhigte den Patienten, dass es sicher gut sei, wenn sich das unser diensthabender Arzt anschaut, um eventuelle Komplikationen auszuschließen und auch dieser – wenn nötig – über eine stationäre Aufnahme entscheide.

Es werden die persönlichen Daten überprüft und der Patient mit den Unterlagen auf die Station zur Begutachtung weitergeschickt.

Erfahrungen:

Mitarbeitende erleben diese Übung als brauchbares Handwerkszeug für ihren Berufsalltag, um trotz begrenztem Zeitbudget auf jeden einzelnen Gesprächspartner empathisch eingehen zu können. Manchmal werden vorab Informationen weitergeleitet, damit sich ein Patient, wenn er z. B. auf die Station kommt, schon wahrgenommen und angenommen fühlt.

Einige Rückmeldungen der Teilnehmenden von den Fokus Tagen:

- Dieser Tag war eine sehr bereichernde und willkommene Abwechslung zum Klinikalltag.
- Ich lerne Mitarbeitende aus anderen Abteilungen kennen, dadurch verstärkt sich das positive Klima. Für mich ist das eine weitere »Kraftquelle«!
- War ein toller und lehrreicher Tag.
- Es wurde viel Bewusstsein geschaffen, und darüber hinaus habe ich neue Mitarbeitende besser kennengelernt
- Das Nachdenken/Überdenken wird angeregt. Im Fokus das ICH, und das war einmal gut. Danke!
- Freu mich auf weitere Fokus Tage. Es ist ein tolles Gesamtkonzept und eine große Bereicherung im Berufsalltag.
- Finde es sehr toll, dass Spiritual Care angeboten wird. Dies ist nicht nur für die Arbeit gut, ich konnte auch fürs tägliche Leben etwas mitnehmen. Danke.
- Sehr viel besser als gedacht.

Key Messages

- Es braucht die Fähigkeit, über die eigene Spiritualität sprechen zu können.
- Verankerung im Leitbild einer Institution-Spiritual Care als Konzept auf drei Ebenen.
- Bewusst-Werden des Unterschiedes von Religion und Spiritualität.
- Glaubwürdiger Respekt vor der individuellen Spiritualität jedes einzelnen Mitarbeitenden.
- Präsenz ermöglicht eine ganz andere Wahrnehmung im Zwischendurch.
- Der Blick auf verschiedene Bedürfnisse eines Patienten weitet das Behandlungs- und Begleitverständnis.
- Selbstsorgekompetenz ist eine entscheidende Schlüsselkompetenz für Spiritual Care.

2.2.2 Follow up 1

Wie der Fokus Tag findet auch dieser Fortbildungstag außerhalb der Klinik als ganztägige Veranstaltung statt. Im »*Follow up 1*« liegt der Schwerpunkt auf dem Umgang mit den spirituellen Bedürfnissen von Patienten speziell vor einer Anästhesie. Die fachliche Basis bildet die Masterarbeit »Die medizinische Relevanz der spirituellen Dimension in der präoperativen Phase« von Ursula Wüthrich (Wüthrich 2017). Wesentlicher Bestandteil im »Follow up 1« ist die Auseinandersetzung mit der Basiskompetenz »Endlichkeit des Lebens akzeptieren«, welche im »Fokus Tag« noch nicht behandelt wurde. Wir alle kennen diese Angst von Patienten, klar, versteckt, direkt, oder augenscheinlich geäußert. Patienten trauen sich leichter ihrer Angst Ausdruck zu verleihen, wenn Mitarbeitende damit umgehen können. Sie trauen sich eher spirituellen Bedürfnissen in diesem Bereich Raum zu geben, wenn sie spüren: bei meinem Gegenüber ist »Resonanzraum« dafür. Um diesen Resonanzraum in uns geht es bei diesem Fortbildungstag. Die Auseinandersetzung mit eigenen Krisener-fahrungen, diversen Fragen und Übungen dazu, soll dazu beitragen, diesen inneren Klangkörper zu erweitern und seine verschiedenen Klangfarben zum Schwingen zu bringen.

Einstiegstext

> Gott, ich habe Angst. So viele Gedanken überfallen mich.
> Du weißt, wie ausgeliefert ich mir vorkomme. Lass mich nicht allein. Lass mich geborgen sein in dir. Führe du den Ärzten die Hand, wende alles zum Guten. Gott, auf dich hoffe ich. In deine Hände befehle ich mein Leben.
>
> (Verfasser unbekannt)

Themenblock: textliche Schatzkiste

Worte können Wirklichkeiten beeinflussen und verändern. Es gibt Zauberworte, Sprachbilder, Texte, die aufwühlen, Impulse geben oder sich tröstend wie Balsam auf die Seele legen. Eine Schatzkiste auf einem Computerlaufwerk der Klinik, auf das jeder Zugang hat, soll eine Sammlung solch erprobter Texte sein. Gebete, Ge-schichten, Gedichte, Zitate sind dann wirkungsvoll, wenn sie mich berühren, ich immer wieder mal nach ihnen greife und sie in mich einsinken lassen kann. Solche Texte können für den einen oder anderen hilfreich sein, gerade wenn ich merke, dass sich Lebenswelten in irgendeiner Form berühren.

Methodik:

Vorstellungsrunde im Sesselkreis mit einem Text oder den Gedanken, die mir über manche Krisensituation hinweggeholfen haben.

Themenblock: Input Seele, ...

Es ist wissenschaftlich belegt, dass Spiritualität und Religion in der Medizin allge- mein und in Krisensituationen speziell, eine relevante Rolle spielen. Doch leider gibt es kaum Studien zur spirituellen Dimension in der Akutpflege. Patienten und Per-sonal auf Akutstationen erleben aber im Spitalsalltag auch Krisensituationen. Die präoperative Phase stellt für viele Patienten so eine Krisensituation dar. Ursula Wüthrich hat in ihrer Masterarbeit anhand einer thematischen Analyse von sechs repräsentativen Experteninterviews den Einfluss von Spiritualität/Religion in der präoperativen Phase untersucht.

Methodik:

 Input mit Power Point Präsentation zu Inhalten folgender Themen:

- Seele
- Operationstag als kritische Lebenssituation
- wissenschaftliche Erkenntnisse zu Spiritualität/Religion und Gesundheit (Wüthrich 2017)

Themenblock: Krise

 Das Wort stammt aus dem Griechischen und bedeutet: Scheidung, Zwiespalt, Streit, Trennung, Entscheidung, Wahl, Erprobung.

Es ist interessant, dass die Chinesen für das Wort »Krise« zwei Schriftzeichen haben, von denen das linke »Gefahr« bedeutet und das rechte »Chance«.

Um den eigenen Resonanzraum, die eigene Sprachfähigkeit zu erhöhen, ist es wichtig, sich mit eigenen existenziellen Erfahrungen auseinander zu setzten. Doch jeder darf selbst entscheiden, wie tief er sich einlässt. Natürlich kann es passieren, dass einige Tränen in die Augen steigen, weil alles wiederauflebt. Gleichzeitig dürfen wir wissen, wir stecken nicht mehr mitten in der Krise – außer es ist eine sehr aktuelle. In diesem Fall bitte ich gut darauf zu schauen, wie man in Absprache mit dem jeweiligen Teilnehmenden am besten damit umgeht. Basis muss sein, dass sich jeder wohlfühlt. Es kann passieren, dass schmerzhafte Gefühle wieder aufsteigen, aber gleichzeitig ergibt sich die Chance, sich selbst aus der Metaebene über die Schulter zu schauen und sich zu beobachten.

Methodik:

 1. Übung: Welche Begriffe fallen mir zum Thema Krise ein?
- Jeder bekommt zehn weiße Kärtchen.
- Jeder schreibt je einen Begriff auf fünf Kärtchen.
- Die Teilnehmenden bilden zwei Kreise, einen Innen- und einen Außenkreis. Die Teilnehmenden des Innenkreises wenden sich ihrem Partner aus dem Außenkreis zu.
- Teilnehmende, die sich gegenüberstehen, lesen sich gegenseitig die fünf Begriffe vor.
- Jeder ergänzt seine Begriffsgruppe mit jenem neuen Begriff seines Gegenübers, der ihn am meisten anspricht.
- Wechsel im Kreis bis jeder zehn Begriffe hat.
- Einladung, sich wieder in den Sesselkreis zu setzen.
- Jeder stellt seine zehn Begriffe vor und legt sie nach Themen geordnet in die Mitte.
- Jeder Teilnehmende legt gleiche oder ähnliche Begriffe dazu.
- Reflexion über die verschiedenen Begriffe.

2. Übung:
- Einzelphasen: Arbeit nach einem Handout über Brüche im Leben jedes Teilnehmenden.
- Eine Krisenerfahrung davon beschreiben und dann den Verlauf reflektieren.
- Austausch zu zweit.
- Sammeln der Ergebnisse auf der Metaebene im Plenum auf vorbereiteten Plakaten.

3. Impulsfragen zum Verlauf einer Krise:
- Wie bin ich in die Krise gekommen?
- Was hat die Krise verstärkt?
- Welche Gefühle sind aufgetreten?
- Wie war mein spiritueller Zustand? Was bewegte mich diesbezüglich?
- Welche Hilfen und Ressourcen halfen mir, gaben mir Kraft?
- Was war hinderlich?
- Wie nehme ich mich heute nach der Krise wahr?

Erfahrung:

Durch die persönliche Auseinandersetzung mit Krisen sind die Teilnehmenden ziemlich gefordert. Emotionen können hochkommen. Das Paargespräch gibt den dafür nötigen Rahmen. Meist gelingt es in der Plenumsphase sehr gut, von den eigenen Krisenerfahrungen wieder Abstand zu bekommen. Hilfreich ist es, diese Übung vor dem Mittagessen zu beenden, um in der Pause wieder gut »auftauchen« zu können und einen größeren Abstand zu gewinnen. Empfehlenswert ist es, das Herausfordernde bei dieser Übung anzukündigen, verbunden mit der Einladung selbst zu entscheiden, wie weit man sich in die Krisenerfahrung hinein begibt.

Wenn wir uns eine Krisensituation aus unserem eigenen Leben vergegenwärtigen, in der wir nicht mehr weiter wussten, so fallen uns Gefühle des Schocks, der Überforderung, der Angst, der Verzweiflung und Not, der Niedergeschlagenheit, des Misstrauens und der Feindseligkeit ein. Allesamt Erinnerungen, die uns nicht besonders lieb sind. Wenn ich - wie im Falle einer Operation – wieder in eine Krise komme, kann es sein, dass manches in Resonanz geht mit früheren Erlebnissen z. B. Verlust des Ehepartners.

Ein Patient hatte eine normale Knie-Operation bei seinem gesunden Bein. Der Motorradfahrer, der vor einigen Jahren bei einem Motoradunfall ein Bein verloren hatte, unterhielt sich beim Hinunterfahren zum Operationssaal mit dem Zivildiener darüber. Er erzählte mit größerer Distanz hauptsächlich von seinem Motorrad. Beim Aufwachen nach der Operation rutschte er in eine Art Déjà-vu. Er wusste nicht mehr, ob er wieder einen Unfall hatte, das zweite Bein nun verloren hatte und alles noch einmal passiert war.

Wenn wir uns mit unseren Krisen auseinandersetzen, so wird sich im Fokus auf das »Danach« das Gefühl der Kraft und der Erleichterung, vielleicht sogar jenes von Stolz und Zufriedenheit einstellen. Das Gefühl, eine schwierige Lebenssituation gemeistert zu haben und in der Bewältigung gereift, erwachsener, vielleicht auch autonomer geworden zu sein, verändert die Haltung und Handlungsfähigkeit in der Betreuung. Wenn ich mit diesem Fokus Patienten begleite, ihn ernst nehme, bestärke und ihn in seinen Ressourcen unterstütze, dann kann aus der Krise eine Kraft erwachsen.

Themenblock: »Just a routine operation«

 Gerade, wenn viele Arbeitsschritte routiniert sind, kann Unvorhergesehenes passieren. Viele Operationen sind »Routineeingriffe« und trotzdem mit Risiko verbunden.

Wie schnell solche Situationen aus dem Ruder laufen können, soll durch den Film »Just a routine operation« veranschaulicht werden. In dem Film geht es um Elaine Bromiley, eine junge Mutter, die bei einem Routineeingriff verstirbt. Ursache waren Komplikationen, die auf sogenannte »human factors« in der Anästhesie zurückzuführen waren. Unter »human factors« versteht man Situationen, wo durch missverstandene Kommunikation, Übermüdung oder Angst vor Konsequenzen Fehler passieren.

Haltungen in Spiritual Care wie Wertschätzung und die damit verbundene Begegnung auf Augenhöhe können helfen, solche Situationen zu vermeiden. Kommunikation, gesunder Umgang mit Nähe und Distanz, Präsenz, Vertrauen und Empathie und damit einhergehende interprofessionelle Zusammenarbeit können als »menschliche Faktoren« Fehlentscheidungen entgegenwirken.

Methodik:

- Film »just a routine operation«[8]
- Impulsfragen: Was ist passiert? Warum ist es so weit gekommen?
- Sammeln im Plenum

Erfahrung:

 Mitarbeitenden sind solche Situationen nicht ganz fremd. Deshalb sind sie sehr motiviert, den interprofessionellen Kontakt und eine gute Kommunikation auszubauen.

Themenblock: Kartenübung

 Eine Narkose konfrontiert uns mit unserer Endlichkeit, mit unserem Kontrollverlust. Dies kann eine Krise auslösen. Obwohl es auch Patienten gibt, die diese Krise nicht so schlimm erleben, beobachten die Teilnehmenden bei den meisten Patienten Angespanntheit und Angst als primäres Symptom. (Angst vor dem Unbekannten,

---

8 https://www.youtube.com/watch?v=44tH98eLrkQ, (13 Min. 55)

Kontrollverlust, Angst vor Nadeln, Angst nicht mehr aus der Narkose zu erwachen oder während der Operation aufzuwachen, ausgeliefert zu sein, Angst, es könnte energetisch auf mich etwas Unerwünschtes eindringen, Angst vor Schmerzen). Meine Kollegin Ursula Wüthrich beschreibt in ihrer Masterarbeit sowohl kognitive als auch affektive Aspekte der Angst.

Methodik:

Kartenübung:

- Jeder bekommt fünf leere Karten.
- Auf jede schreibt er etwas anderes.
1. Karte: Den Namen jener Person, die mir in meiner momentanen Lebensphase am nächsten steht.
2. Karte: Den Namen von jemanden, mit dem ich noch etwas klären sollte.
3. Karte: Eine besondere Fähigkeit, auf die ich stolz bin.
4. Karte: Etwas, das ich sehr gerne mache.
5. Karte: Ein Ziel, das ich noch erreichen möchte.
    - Ich lege ab, was am leichtesten geht.
    - Nachbar zieht verdeckt, was ich abgeben muss (d. h. was ich zufällig und daher nicht selbstbestimmt ablegen muss).
    - Jeder legt die mittlere Karte weg – nach dem Motto, »weil es das Schicksal so will.«
Wichtig ist es, die Übung im Stehen zu machen. So spürt man leichter die Veränderungen, nicht nur kognitiv, sondern auch körperlich.
Impulsfragen: Was nehme ich in meinem Körper (Knie, Bauch, Hände) wahr? Welche Gefühle entstehen?
Nach jeder Runde kurzes Feedback der Teilnehmenden im Plenum.

Erfahrung:

Als Mitarbeitende in einem Krankenhaus ist man täglich mit Leid konfrontiert. Mitunter kann es passieren, dass sich eine gewisse Normalität dabei einstellt. Dadurch wird es schwieriger, empathisch auf Patienten zu reagieren, die mit Einschränkungen (z. B. keine Bergtouren mehr machen zu können) klarkommen müssen. Im Kontext von anderen Leiderfahrungen relativiert sich dies natürlich aus dem Blickwinkel eines Mitarbeitenden. Hingegen, wenn man selbst damit konfrontiert ist, bekommt das Erlebte eine andere Dynamik.

Themenblock: Übung spirituelle Bedürfnisse

Spirituelle Bedürfnisse werden häufig zwischen Tür und Angel geäußert. Gerade in dieser Unmittelbarkeit, z. B. beim Duschen oder beim Verlassen eines Zimmers, ist es nicht leicht, dies wahrzunehmen, darauf einzugehen und heilsam damit umzugehen.

»Was habe ich verbrochen, dass ich so leiden muss?« »Warum lässt Gott das zu?« »Ich glaube mit mir wird es nichts mehr!« »Ich hoffe, ich wache nach der Operation auch wieder auf!«

Methodik:

Die Teilnehmenden erarbeiten in Gruppen mittels Handouts anhand einiger dieser Aussagen, welche Ängste/Fragen und Bedürfnisse dahinterstecken könnten, und wie man hilfreich und heilsam darauf eingehen könnte.

Erfahrungen:

Natürlich lassen sich Lösungen nicht wie Kuchenrezepte anwenden. Indem man aber mehrere Möglichkeiten und Ideen zur Verfügung hat, kann man aus einem größeren Repertoire schöpfen und schauen, was eventuell für den Patienten gut passen könnte. Darüber hinaus hilft diese Übung auch mit einer gewissen Ohnmacht umzugehen und diese auszuhalten.

Themenblock: Input Best practice!

Welche Möglichkeiten gibt es, um Patienten in einer präoperativen Phase zu begleiten? In der Masterarbeit »Die medizinische Relevanz der spirituellen Dimension in der präoperativen Phase« meiner Kollegin Ursula Wüthrich sind viele Tipps und Ansätze zu finden.

Methodik:

Input mit Power Point Präsentation

- Hilfreich sein kann: ein persönliches Gespräch, Weiterweisung an eine seelsorgliche Fachperson, ein wohltuender passender Text, Raumgestaltung, Gegenstände mit symbolischem Charakter, Kraft- und Segenssteine, Engelsfiguren, Kreuze, Handschmeichler (Ein Gegenstand, der von seiner Größe bequem in die Hand passt und durch die Glätte seiner Oberfläche sowie die abgerundeten Kanten bei der Berührung ein angenehmes Gefühl hervorruft. Handschmeichler 2021), Spruchkarten, Musik, …
- die Bedeutsamkeit der Empathie in prä- und postoperativen Situationen
- Wahrnehmung und Begegnung (Abnehmen der Maske beim Begrüßen außer zu Corona Zeiten, Ansprechen mit Namen, Fragen nach dem Befinden)
- dem Patienten bewusst Gutes tun, (mit gewärmten Tüchern abdecken, auf Schamgefühle achten, achtsam eincremen, auf die Würde des Patienten achten, auch wenn er bereits narkotisiert ist)

- Innehalten, Dasein (z. B. genießen es manche Patienten, wenn man ihnen in der Einschlafphase der Narkose die Hand hält oder ihnen zusagt, während der Narkose gut auf sie aufzupassen).
- Fürsprechen (z. B. wenn Patienten bzgl. einer Operation noch unsicher sind, eventuell noch ein klärendes Arztgespräch initiieren).
- Weitervermittlung an einen Seelsorger eine Seelsorgerin (Wüthrich 2017)

Erfahrung:

Sehr oft erlebe ich diesen Input wie eine Zusammenfassung von heilsamen Erfahrungen, die die Teilnehmenden in der beruflichen Praxis selbst immer wieder gemacht haben, doch nun mit einer anderen Bedeutsamkeit wahrnehmen.

Themenblock: Hand auflegen

Pflegende begegnen täglich Patienten und Angehörigen, die durch die Erkrankung existenzielle Erfahrungen machen. Pflegende kommunizieren aber nicht nur über das Wort, sondern sehr ausgeprägt über Körperkontakt, über Berührung. Auch wenn Handauflegen im engeren Sinn nicht zu den Pflegehandlungen gehört, so kann dennoch das Wissen um den Umgang mit Berührung positiv wirken.

Handauflegen ist ein jahrtausendaltes Heilritual. Wenn uns selbst oder anderen etwas wehtut, legen wir spontan die Hand auf die schmerzende Stelle, weil es uns guttut.

Die evangelische Pfarrerin Anemone Eglin gibt in einer laufenden Studie Einblicke zur Wirkung des Handauflegens bei Menschen mit chronischen Schmerzen. Im Rahmen dieser Schmerzstudie, die an spirituelle Heilrituale anknüpft, wird die Frage gestellt, wie solche Heilrituale praktiziert wurden.

Manfred Josuttis hat in seinem Buch »Segenskräfte, Potenziale einer energetischen Seelsorge« (Ed. Chr. Kaiser 2000) wichtige Schritte herausgearbeitet:

- Anrufung der Macht, deren Gegenwart Unheil abwenden soll.
- Fürbitte im Sinne einer Bitte, woraufhin sich Heilsmacht konkretisieren möge.
- Salbung bzw. Handauflegung als medialer Akt, der die Anrufung der Heilsmacht und das angesprochene Leiden verbindet.

Abgesehen von diesen drei festen Elementen ist das Handauflegen im Heilritual methodisch gesehen nicht festgelegt. Die Methode ist auch nicht entscheidend. Wichtig ist eine gewisse Absichtslosigkeit des Handauflegers und dass es keine Abwehr oder keinen Widerstand bei der Person gibt, die die Handauflegung empfängt.

Heil und Heilung umfassen den ganzen Menschen, das heißt seinen Körper, seine Seele und seinen Geist. Die Segenskraft, die beim Handauflegen ihre Wirkung entfaltet, kann sich dementsprechend auf physischer, psychischer und spiritueller Ebene auswirken.

Physische Dimension: Schmerzen können verschwinden, es kann sich eine tiefe Entspannung einstellen.

Psychische Dimension: Fast alle Menschen fühlen sich bei einer Handauflegung getragen und aufgehoben. Oft stellt sich ein Empfinden von umfassendem Vertrauen ein und Angstgefühle werden gelindert.

Spirituelle Dimension: »Ich fühle mich Gott viel näher« oder »Ich empfinde einen tiefen Frieden in mir« sind Rückmeldungen nach dem Handauflegen, die der spirituellen Ebene zuzuordnen sind. Fast durchwegs beruhigen sich Menschen beim Handauflegen innerhalb kurzer Zeit, sie fühlen sich wohl und von innerem Frieden erfüllt (Eglin 2018).

Dieses Hintergrundwissen kann hilfreich sein, um bei der Berührung von Patienten bewusst in eine andere innere Haltung zu gehen.

> Sei wie eine Schale, gib nur von dem, was überfließt. Spiritualität, Resonanz bedeutet nicht »Ich muss noch mehr leisten«, sondern eine magische Quelle sein, aus der alle schöpfen, sich laben können und die nie versiegt (Bernhard von Clairvaux).

Methodik:

 Übung: Hände zueinander führen, bis ich dazwischen eine Kraft wahrnehme.

- Aufrecht sitzen, Fußflächen gut am Boden
- Hände reiben
- Hände aneinanderlegen
- Kontakt spüren
- Stille
- Gebet:

> Möge die göttliche heilende Kraft durch uns fließen,
> uns reinigen, stärken und heilen,
> uns erfüllen mit Liebe, heilender Wärme und Licht,
> uns schützen und führen auf unserem Weg.
> Wir danken dafür, dass dies geschieht.

(Höfler 2011, S. 27)

Erfahrung:

 Viele Teilnehmende genießen bei dieser Übung das bewusste Wahrnehmen ihrer Energie zwischen ihren Handflächen. Mich erreichen immer wieder Rückmeldungen, dass dieses Bewusstsein hilfreich ist, für die Art und Weise, wie man bei Pflegehandlungen berührt. Dadurch kann man Heilsames dem Patienten zukommen lassen, das die Begegnung positiv verändert.

Themenblock: Selbstsorgeübung-Standortbestimmung

 Selbstsorge ist eine wesentliche Kompetenz in Spiritual Care. Daher ist diese Thematik bei jedem Fortbildungstag unverzichtbar. Gerade der Umgang mit Leidsituationen kann dafür sensibilisieren, darauf zu achten, was im Leben wirklich wichtig ist.

Methodik:

Geschichte

Ein Zeitmanagementexperte hält einen erlebnisorientierten Vortrag vor einer Gruppe von Studenten, die Wirtschaft studieren. Er möchte den Studenten einen wichtigen Punkt im Karrierebewusstsein unvergesslich vermitteln. Als er vor der Gruppe dieser angehenden Führungskräfte steht, sagt er: »Okay, Zeit für ein Rätsel.« Als er einen leeren Wasserkrug mit den Steinen bis oben gefüllt hat und kein Platz mehr für einen weiteren Stein ist, fragt er, ob der Krug jetzt voll ist. Alle sagen: »Ja!« Er fragt: »Wirklich?« Er greift unter den Tisch und holt einen Eimer mit Kieselsteinen hervor. Einige davon kippt er in den Wasserkrug und schüttelt diesen so, dass sich die Kieselsteine in die Lücken zwischen den großen Steinen setzen. Er fragt die Gruppe erneut: »Ist der Krug nun voll?« Die Antwort: »Wahrscheinlich nicht!« »Gut«, antwortet er.

Er schüttet Sand in den Krug und wiederum sucht sich der Sand den Weg in die Lücken zwischen den großen Steinen und den Kieselsteinen. Anschließend fragt er: »Ist der Krug jetzt voll?« »Nein!« rufen alle Studenten.

Noch einmal sagt er: »Gut!« Dann nimmt er einen Krug voll Wasser und füllt damit den anderen Krug mit den Steinen bis zum Rand. »Was ist der Sinn meiner Vorstellung?«

Einer hebt seine Hand und sagt: »Es bedeutet, dass egal wie voll auch dein Terminkalender ist, wenn du es wirklich versuchst, kannst du noch einen Termin dazwischenschieben.«

»Nein!« antwortet der Dozent, »das ist nicht der Punkt.« »Die Moral dieser Vorstellung ist: Wenn du nicht zuerst mit deinen großen Steinen den Krug füllst, kannst du sie später nicht mehr hineinsetzen.«

Dann setzt der Dozent fort: »Was sind die großen Steine in eurem Leben? Eure Kinder, Menschen, die ihr liebt, euer Job, eure Träume, unvergessliche Anlässe, Dinge zu tun, die ihr liebt, Zeit für euch selbst, eure Gesundheit, eure Lebenspartner? Denkt immer daran, die großen Steine zuerst in euer Leben zu bringen, sonst bekommt ihr sie nicht mehr alle unter. Wenn du zuerst mit den unwichtigen Dingen beginnst, den Kieselsteinen oder dem Sand, dann füllst du dein Leben mit kleinen Dingen und beschäftigst dich mit Sachen, die keinen Wert haben und du wirst nie die wertvolle Zeit haben für große und wichtige Dinge, die großen Steine.« (Autor unbekannt, siehe Betz oJ)

Methodik:

- Handout mit Impulsfragen: Was ist mir in punkto Familie, Gesundheit, Beruf, im Spirituellen im Moment besonders wichtig?
- Ritual: Jeder Teilnehmende schreibt zwei Wünsche auf vorbereitete Steine. Einen für sich und den zweiten für seinen Gesprächspartner an diesem Vormittag.
- Überreichung der Steine

Evaluationsbogen, Blitzlichtrunde

Abschlusstext

(Jeder, für den es passt ist eingeladen, die Gesten mitzumachen. Der Leiter spricht den Text)

Körpergebet

(Hände zeigen zum Boden)
Ich stehe vor Dir
Gebunden an die Erde, die mich trägt.

(Hände strecken sich zum Himmel)
Ich stehe vor Dir
Ausgestreckt zum Himmel, den du mir versprichst.

(Eine Hand zeigt nach oben eine nach unten)
Ich stehe vor Dir
Als Tochter/als Sohn von Himmel und Erde.

(Hände vor Körper zu einer Schale formen)
Ich stehe vor Dir
Und bin dankbar für das Geschenk dieses Tages.

(Autor unbekannt)

Rückmeldungen einiger Teilnehmender

- Ein intensiver Tag mit hervorragenden Inputs. Diesen Prozess in der gleichen Gruppe weiterzuführen wäre total sinnhaft! Bin begeistert und staune über das Wissen der Referentin!
- Das Zusammentreffen mit Mitarbeitenden von anderen Stationen ist sehr sinnvoll. Ein sehr produktiver Tag, es sollte mehr davon geben! Mehr Fallbeispiele würde ich mir wünschen. Großes Lob!
- Der Tag ist für das Arbeitsklima und die Gemeinschaft sehr förderlich.
- Es war wieder ein für mich auch persönlich sehr intensiver Tag, um mich mit meiner Spiritualität auseinandersetzen zu können – ganz bewusst – hilft sehr im privaten Bereich.
- Ich finde es gut, dass nichts zwingend war. Ich konnte/durfte so viel »preisgeben«, wie ich bereit war. Gut, dass die Referentin die Klinik so gut kennt.
- Es ist auch sehr gut fürs Arbeitsklima, sich mal außerhalb der Arbeit »näher« zu kommen und Persönliches auf dieser Ebene auszutauschen. Man ist wieder mehr auf die eigene Spiritualität und Bedürfnisse fokussiert, aber auch auf den Umgang mit den Mitmenschen.

2.2.3   Follow up 2

Im »*Follow up 2*« liegt der Fokus auf dem Schmerzpatienten. Basis dafür bilden aktuelle Studien und Beiträge aus der Fachliteratur, wie z. B. Beiträge des Kongresses 2017 der IGGS Spiritual Care in Zürich. Darüber hinaus werden bei diesem Schwerpunkt die bisherigen bzw. laufenden Evaluierungsergebnisse und relevante Maßnahmen daraus berücksichtigt. Dieser Fortbildungsnachtmittag von vier Einheiten (á 50 Minuten) wird in der Klinik bzw. dem angrenzenden Bildungszentrum abgehalten.

Einstiegstext

Das Leben ist eine Chance, nutze sie.
Das Leben ist schön, bewundere es.
Das Leben ist ein Traum, verwirkliche ihn.
Das Leben ist eine Herausforderung, nimm sie an.
Das Leben ist kostbar, gehe sorgsam damit um.
Das Leben ist ein Reichtum, bewahre ihn.
Das Leben ist ein Rätsel, löse es.
Das Leben ist ein Lied, singe es.

(nach Mutter Teresa)

Themenblock: künstlerischer Zugang

Die mexikanische Malerin Frida Kahlo ist bekannt für symbolträchtige Motive, far-
benfrohe Leinwände und eine umfangreiche Serie von Selbstporträts. Auch ihr Leben
war geprägt von Schmerzen. Besonders drückt dies das Bild »Die gebrochene Säule« aus.

Wenn wir über Schmerzen reden, können wir dies nur in Bildern tun. Meistens
verwenden wir Sprachbilder. Ein brennender, stechender, pochender, blitzartiger,
dumpfer Schmerz. Ich kann mich noch gut an die »Smiley-Schmerzskala« nach meinem Kaiserschnitt erinnern. Bilder helfen sich irgendwie darüber verständigen zu
können, Schmerzen für sich und andere mitteilbar zu machen, verständlich zu machen
und eine heilsame Wirkung zu entfalten. Wir kennen das alle in der umgekehrten
Variante, wenn Patienten das Gefühl haben, keiner glaubt ihnen, keiner nimmt sie
ernst. Oder wenn sie eine Odyssee an nicht hilfreichen Arzterfahrungen hinter sich
haben. Hingegen, wenn sie erleben, der oder die versteht mich und kann meine
inneren Bilder nachvollziehen, dann fühlen sich Patienten beachtet. Ein Gefühl von
Sich-verstanden-fühlen tritt ein und damit mehr Entspannung. Beispielsweise erleben
Patienten in der Maltherapie immer wieder, welch unschätzbare Ressource Bilder (ob
mit spirituellem oder emotionalem Ausdruck) im Umgang mit der Krankheit sind.

Methodik:

- Jeder Teilnehmende malt ein Bild über eigene Schmerzerfahrungen.
- Vorstellrunde mit diesem Bild
- Der rechte Partner gibt kurzes Feedback: mich berührt …, gefällt an deinem Bild
  …, mir fällt auf …

Themenblock: Input Schmerz

Methodik:

Input mit Power Point Präsentation

- chronischer Schmerz aus Sicht der WHO
- biologische, psychologische, soziale und spirituelle Dimensionen

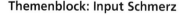

- Definition Leid
- Fragen im Leid
- der hilflose Helfer
- Risikofaktoren für chronische Schmerzen
- Epigenetik
- Coping
- spiritueller Halt

Themenblock: schwierige Krankheitserfahrungen

 Was bedeutet es für einen Menschen chronisch krank zu sein? Wie sieht sein Alltag aus? Wie erlebt er den Umgang mit Ärzten?

Methodik:

- Teilnehmende bekommen Handouts mit Impulsfragen und schauen dazu Interviews von Schmerzpatienten an
www.krankheitserfahrungen.de.
  Welche Gefühle und Empfindungen stellen sich bei mir ein? Welche Gedanken und Fragen bewegen mich?
- Austausch im Plenum

Themenblock: Hoffnungsbilder

Methodik:

 Kurzer Input mit Power Point Präsentation

- Total Pain
- Klage
- Spiritualität als Health Faktor

Übung: freie Assoziationen »Hoffnung ist für mich wie?«

»Hoffnung ist, wie wenn man, nach Hilde Domin, den Fuß in die Luft setzt, und man merkt sie trägt.«
  Welche Hoffnungs-Assoziation hat mich am meisten berührt?
  Jeder bekommt eine Schwimmkerze, die einer nach dem anderen an der vorhergehenden Kerze anzündet und dazu seine Hoffnungs-Assoziation ausspricht.

Erfahrung:

 Hoffnung ist manchmal wie ein Funke, den man weitergeben kann, und der die Welt heller macht.

Themenblock: Sinn-Frage

Methodik:

Philosophische Gedankenreise mithilfe von laminierten Symbolkarten[9] in der Mitte des Sesselkreises am Boden

In dem Buch »Leben ist kostbar. Wider die Tyrannei des gelingenden Lebens« fragt die evangelischen Theologin Gunda Schneider-Flume, was mit Leben geschieht, das nicht den Perspektiven von Erfolg entspricht. Die Autorin bezieht hier einen eindeutigen Standpunkt: Leben ist kostbar von Anfang an und ohne Bedingungen.

Diesem Gedanken schließen sich auch die Philosophin Claudia Bozzaro und die Psychologin Ursula Frede an. Sie gehen davon aus, dass chronische Schmerzen ein Problem sind, das nicht gelöst werden kann. Sie sind ein Geheimnis, mit dem es zu leben gilt. Die Frage nach dem »Warum der Schmerzen« kann leicht zur Suche nach einem Schuldigen werden und ist mit der Gefahr verbunden, im Blick nach rückwärts verhaftet zu bleiben.

»Das Leben aber kann«, wie der Philosoph Søren Kierkegaard sagt »nur in der Schau nach vorwärts gelebt werden.« Daher sollte die Frage nach dem Warum an Bedeutung verlieren, zugunsten der Frage nach dem Wozu: Wozu, im Hinblick auf welches Anliegen und welche Wertvorstellung kann der Erkrankte sein Leben mit Krankheit und Schmerz gestalten? Eine Schmerzpatientin meinte: »Für mich ist wichtig, dass sich meine Enkel gerne an mich erinnern. Wenn ich jetzt dauernd klage und sich alles nur noch um meine Schmerzen dreht, werden sie das sicher nicht tun. Also …« (Sie lächelt).

Auf die Frage »Wozu« gibt es so viele Antworten, wie es Menschen gibt. Deshalb sollte die Begleitung schmerzkranker Menschen vorrangig an der Person und Situation des Betroffenen orientiert sein.

Der Philosoph Emmanuel Levinas hat bereits 1995 darauf hingewiesen, dass der (chronische) Schmerz – bei aller vordergründigen Sinnlosigkeit – dennoch die Grundlage zwischenmenschlicher Solidarität begründet. Das Leben eines Menschen kann nicht sinn- und bedeutungslos sein, solange es jemanden gibt, der sich von seinem Schicksal berühren lässt, dem es nicht egal ist, was mit diesem Menschen geschieht.

Doch wie kann das aussehen?

Sandra Adami, Psychologin, Psychoonkologin und Forscherin, hat sich in 37 Interviews (krankheitserfahrungen.de) mit der spirituellen Dimension in der Schmerzbehandlung auseinandergesetzt. Dabei betont sie, dass bei den Erzählungen die Aufmerksamkeit nicht nur auf das »Was«, sondern auch auf das »Wie« zu richten ist.

Welche Emotionen, Wertvorstellungen, Glaubensgrundsätze werden im Gesagten transportiert? Manchmal geschieht das auch durch »Nicht-Gesagtes«, Schweigen, Pausen oder das Ringen nach Worten.

---

9   gesucht auf www.pixabay.com

Schmerzen können Glaubensgrundsätze infrage stellen und ins Wanken bringen. Spiritualität kann aber eine Ressource sein. »Wenn das Thema Suizidalität von Schmerzpatienten angesprochen wurde, schlossen sich immer wieder auch die Fragen nach Hoffnung, Vertrauen, Sinn oder der inneren Stimme, also transzendente Motive im weiteren Sinn an«, so Adami.

Die Psychologin verwendet Fragen wie: »Wie sieht es mit der Hoffnung aus, dass irgendwann alles einmal besser wird? Was trägt Sie trotzdem im Leben? Gab es Situationen, wo Sie sich verstanden gefühlt haben?« Die Ergebnisse aus diesen Interviews zeigen, wie wichtig die Bereitschaft zum empathischen Zuhören ist. Der Jesuit, Mediziner und Professor für Anthropologische Psychologie Eckhard Frick beschreibt diese Haltung in Gesprächen mit folgendem Bild: »Die Ampel für Spirituelles ist auf Grün zu stellen.«

Es braucht ganz vorsichtige verbale oder nonverbale Hinweise, um den Menschen, die mit ihrer Krankheit und Lebenssituation ringen, zu signalisieren, dass auch über spirituelle Nöte und Anliegen gesprochen werden kann. Es geht darum, Gesprächsräume zur Verfügung zu stellen, in denen Betroffene sich (neu) erzählen und Zusammenhänge erahnen können, und in denen ihr Bedürfnis nach Gesehen- und Verstandenwerden gewürdigt wird.

Symbolische Sprachbilder von wie z. B »Dann muss ich dieses Kreuz wohl tragen« aufzugreifen, kann einen heilsamen Prozess im Betroffenen auslösen.

Die Aufgabe eines Arztes, eines Therapeuten oder einer Pflegekraft kann nicht darin bestehen, auf die Fragen der Patienten nach dem Sinn ihrer Schmerzen eine Antwort zu geben. Auch sei vor der Gefahr gewarnt, auf der spirituellen Ebene die Fehler psychologischer Erklärungsansätze zu wiederholen, etwa indem der Schmerz als Mittel für spirituelles Wachstum umfunktionalisiert oder gar glorifiziert wird. Vielmehr geht es darum, für spirituelle Fragen des Erkrankten offen zu sein und ihn auf der Suche nach einer persönlichen Antwort zu begleiten.

Für diese Begleitung scheint vor allem eines entscheidend – eine Haltung der Demut im Hinblick auf die Grenzen menschlicher Erkenntnis und Einflussmöglichkeiten. Wir wissen noch zu wenig über den chronischen Schmerz, um Konzepte über seine Entstehung und Behandlung erstellen zu können, die mehr als nur Hypothesencharakter besitzen. Derzeit lässt sich nur sagen, dass Schmerz kein Zeichen für ein falsch gelebtes Leben ist. Der Schmerz ist, was er ist: ein Phänomen des Lebens.

Aus menschlicher Sicht sollte es chronische Schmerzen besser nicht geben. Auch Erdbeben und Sturmfluten sollten besser nicht vorkommen. Doch es nützt nichts dagegen zu sein. Sprechen wir lieber darüber, wie wir damit umgehen können, wenn es uns trifft. Menschen, die von einem Erdbeben betroffen sind, fragen nicht lange nach dem »Warum«. Das machen Wissenschaftler in stabilen Büros. Die Betroffenen aber – nach dem sie eine Weile geweint und geklagt haben – krempeln die Ärmel hoch und machen eine Bestandsaufnahme, um ihr Leben mit dem, was ihnen geblieben ist, neu aufzubauen.

Auch Menschen, die von chronischen Schmerzen betroffen sind, sollten zunächst weinen und klagen dürfen, ohne dass dieses Verhalten als dysfunktionale Copingstrategie bewertet wird. Dann sollten sie darin unterstützt werden, ihr Leben neu aufzubauen. Mit einer vorwärts gerichteten Sicht: Wozu, aus welchen Gründen, kann und will der Betroffene weiterleben mit diesen Schmerzen?

Für diese Entwicklung gibt es keine Normen und Regeln, weil dies abhängig von der individuellen Person des Patienten und von seinen inneren und äußeren Ressourcen ist. Wenn wir das innere Bild, die Vision unausgesprochen in uns tragen, dass der Patient einen gangbaren Weg für sich findet, kann auch in ihm etwas in Bewegung kommen (Bozzaro und Frede 2018).

Themenblock: Zufriedenheitszustand-Selbstsorgeübung

»Wohlbefinden trotz schwerer Krankheit?« lautete das Thema des Vortrags 2014 am  Klinikum Wels von *OÄ Univ.-Doz.in DDr.in Denisa Weis* (früher Ilencikova) Stellvertretende Institutsleitung, Fachärztin für Medizinische Genetik am Kepler Universitätsklinikum Linz. Ausgehend von Erfahrungswerten und Studienergebnissen erläuterte sie, dass psychische Stabilität, gesunder Lebensstil und Selbstbewusstsein bei Bedrohungen wie schwerer Krankheit hilfreich sind. Für eine ausgeglichene Persönlichkeit brauche es neben Schlaf, gesunder Ernährung, Arbeit und körperlicher Aktivität auch ein spirituelles und soziales Leben. Dabei gehe es um die Pflege von Spiritualität und den Austausch von Lebenserfahrungen in der Gemeinschaft.

Die Medizinerin arbeitete gemeinsam mit ihrer Kollegin Dr. Zdena Bartosova an einem internationalen Forschungsprojekt für eine »individualisierte« Krebstherapie, die die jeweiligen spirituellen Überzeugungen einbezieht. Im Behandlungskonzept Krebserkrankungen schlägt Denisa Weis folgende Zusammensetzung für ein begleitendes Team vor: Facharzt (Onkologe), Psychologe oder Psychotherapeut, spiritueller Begleiter, nahestehende Person und fachkundige Person für Komplementärmedizin. Als sehr hilfreich stellte sich dabei die Arbeit mit einem Fragebogen heraus, der zur Erhebung des Zufriedenheitszustandes erarbeitet wurde.

Methodik:

- Fragebogen, der auf ganzheitliche Bedürfnisse des Menschen abzielt und sich auf sieben Lebensbereiche des Menschen bezieht. (Dies kann helfen, auf die eigene Lebensführung zu schauen, das Selbstbewusstsein und Selbstbestimmung zu stärken)
- Austausch darüber

Rückmeldungen einiger Teilnehmender

- Das Arbeitsfeld in der Gruppe, das Miteinander finde ich immer wieder gut. Es gibt immer wieder Neues umzusetzen für mich und für andere.
- War sehr interessant.
- Bitte auch Follow up 3 mit 8 Std.[10]
- Ein Ort außerhalb der Klinik und ein ganzer Tag wären besser.

---

10 Anmerkung: die Rückmeldung erfolgte auch mündlich. Erstaunlich war, dass jemand der sich nicht als spirituell empfindet, die Fortbildung als sehr hilfreich erlebte und so hohes Interesse zeigt, dass er sich ein Follow up 3 wünschte.

2.3   Ablauf und Inhalt von spezifischen Schulungen

2.3.1   Schulung der Reinigungskräfte

Wie im Anfangsteil bereits erwähnt, nennt das Ehepaar Birgit und Andreas Heller klar und deutlich auch das Reinigungspersonal in Gesundheitseinrichtungen als Gesprächspartner für spirituelle Themen. Auch wenn deren Tätigkeiten hierarchisch auf der niedrigsten Ebene der Institution angesiedelt sind, scheint die existenziell-spirituelle Dimension hier am meisten Raum zu finden. Gerade alltagsnahe, niederschwellige und unmittelbare Kontakte ermöglichen eher eine existenzielle Kommunikation, der eine spirituelle Dimension zugeschrieben wird. Grund dafür kann sein, dass dieser Raum des Spirituellen frei ist von Absichten und Erwartungsdruck und vielleicht gerade deshalb geschätzt wird (Heller und Heller 2014). Ganz ähnliche Erfahrungen machen wir in unserem Krankenhaus Diakonissen Linz (KDL), obwohl die Reinigung durch eine Fremdfirma erfolgt. Dank der Bemühungen der Geschäftsleitung konnte mit der Fremdfirma vereinbart werden, jenen Teil der Mitarbeitenden, der regelmäßig in der KDL arbeitet, in der Dienstzeit zu schulen.

Herausfordernd ist dabei, dass dies eine präzise Kommunikation braucht. Leider wurde die Dringlichkeit des Wunsches unklar vermittelt, ebenso der Zweck der Schulung und dass dies ein Fortbildungsangebot in der Dienstzeit sei. Daher brauchte es einen zweiten Anlauf, den wir aber aufgrund der Maßnahmen bzgl. Corona nochmals verschieben mussten. Bereits im Vorfeld zeichnete sich ab, dass auch gewaltige sprachliche Hürden auf uns warteten. Dankenswerterweise hat der dafür zuständige Bereichsleiter auch Mitarbeitenden vom Service mit gleicher Muttersprache, aber besserem Deutschkenntnissen motiviert teilzunehmen, um den Erfolg der Schulung zu unterstützen. Darüber hinaus habe ich vieles in mehreren Sprachen vorbereitet und einige Übungsanleitungen bewusst in einfacher Sprache im Vorfeld ausgeteilt, um den Teilnehmenden die Möglichkeit zu geben, diese mit Familienmitgliedern, die der deutschen Sprache mächtiger sind, durchzugehen.

In unserem Fall waren es sechs verschiedene Sprachen (Albanisch, Georgisch, Kroatisch, Serbisch, Spanisch, Türkisch) bei ca. zehn Teilnehmende.

Mit den dafür vorgesehenen Ressourcen konnten wir nur ein Fortbildungsangebot von vier Einheiten á 50 Minuten starten. Aufgrund der Rahmenbedingungen musste ich daher das ursprüngliche Programm des Fokus Tages entsprechend adaptieren.

Der Begriff Spiritualität ist in seiner Differenziertheit bei den Mitarbeitenden der Reinigung noch nicht in einem vergleichbaren Maß wie bei anderen Kollegen angekommen. Es spielt sich sehr viel, mitunter auch Konfliktreiches, innerhalb des Themas Religion ab. Religion wirkt in dieser Gruppe noch sehr stark identitätsstiftend und abgrenzend zu anderen Bevölkerungsgruppen.

Themenblock: mein Zugang zu Religion und Spiritualität aufgrund meiner Herkunft

Methodik:

Aufstellung im Plenum, im Raum ohne Sessel (mit Symbolkarten: Christentum, Islam, Säkular)

Die Karten werden auf drei Pinnwände im Raum verteilt. Die Teilnehmenden stellen sich nach eigener Einschätzung zu dem jeweiligen Symbol mit folgenden Impulsfragen:

- Meine Religion?
- Religion meiner Kinder?
- Religion meiner Eltern?
- Religion der Leute aus meinem Herkunftsland?
- Religion der Österreicher?
- Religion meines Kollegen oder meiner Kollegin in der Reinigungsfirma?
- Religion meiner Kollegen im Krankenhaus?
- Religion unserer Patienten?

Austausch darüber

Themenblock: persönlicher Zugang zur Spiritualität

»Wir sehen, nicht alle ticken gleich, selbst wenn man von einer gleichen Religion kommt. Ich habe euch gebeten, einen Gegenstand für Eure Spiritualität mitzunehmen. Und lade euch nun ein, davon zu erzählen. Das Gesagte bleibt unter uns.« (Anleitungen bewusst in einfacher Sprache) (▶ Kap. 2.1.1, detaillierte Erklärung dieser Übung) Die Grundsätze von Spiritual Care (siehe Fokus Tag) werden in sehr einfacher Sprache und in reduzierter Form vermittelt.

Themenblock: Auseinandersetzung mit den Begriffen Spiritualität und Religion

Methodik:

Jeder Teilnehmende bekommt eine Karte mit einem Begriff und zusätzlich ein Handout mit einer Übersetzung aller Begriffe (▶ Kap. 2.2.1) in ihre eigene Sprache übersetzt. Gerade bei meinen Kolleginnen und Kollegen von der Reinigung ist mir diese Übung und deren Verständnis sehr wichtig, um den Blick für die Verschiedenheit, die sein darf, zu weiten.

Themenblock: notwendige Kompetenzen

Methodik:

 Auch dieser Themenblock wird für diese Gruppe adaptiert. Die Teilnehmenden erhalten ein Handout mit den Kompetenzbegriffen in ihrer Sprache, damit sie die deutschen Inhalte dazu – in leichter Sprache formuliert – besser nachvollziehen können. Um über ihr Religions- und Spiritualitätsverständnis ins Gespräch zu kommen, bitte ich sie, einzelne Kompetenzen zu bewerten.

Themenblock: Bildbetrachtung Baum

Dieses Handout mit den Impulsfragen gebe ich den Teilnehmenden schon vor dem Schulungstag mit, damit sie es mit einem Familienmitglied durchbesprechen können.

Themenblock: Wahrnehmung des Patienten

Auch für diese Übung gebe ich das Handout mit den deutschen Impulsfragen im Vorfeld mit nach Hause.

Themenblock: Umgang mit Verzweiflung, Angst, Sehnsucht und Hoffnung

Anders als beim Fokus Tag lenke ich ihre Aufmerksamkeit speziell auf die oben genannten vier Aspekte und auf die Art und Weise, wie sie Patienten aus diesem Blickwinkel betrachtet erleben. Wann nehmen sie Patienten verzweifelt, ängstlich oder hoffnungsvoll wahr?

Themenblock: persönliche Kraftquellen

Diesen Teil lege ich ähnlich an wie am Fokus Tag. Das Handout dazu gebe ich ebenfalls im Vorfeld aus.

Themenblock: aktives Zuhören

Ich versuche diese Gruppen intensiver zu begleiten, da gerade diese Übung für diese Teilnehmenden eine große Herausforderung darstellt.

Evaluationsbogen Abschluss

Erfahrung:

 Ich arbeite mit dieser Gruppe mehr im Plenum, damit ich flexibler in den Arbeitsaufträgen bin. Im Vorfeld ist schwierig abzuschätzen, wie gut ich die Teilnehmenden aufgrund sprachlicher Schwierigkeiten abholen kann. Die Form des Plenums ist meines Erachtens am hilfreichsten, wenn man sich zum Ziel gesetzt hat, möglichst gut auf die Gruppe einzugehen. Bestätigt wurde dies dadurch, dass die Kleingruppenarbeit beim »Aktiv Zuhören« nicht allzu erfolgreich verlief.

Für mich war es einer der dynamischsten und lebendigsten Fokus Tage. Die Kollegenschaft war sehr engagiert und bemüht. Sie haben dieses Angebot der Geschäftsleitung sichtlich sehr geschätzt. Das kam immer wieder zur Sprache, da sie als Mitarbeitende einer Fremdfirma diese Form der Wertschätzung sonst kaum erleben. Meines Erachtens ist es sehr gut gelungen, ihr Bewusstsein weiter zu schärfen, für Patienten da zu sein und deren Nöte zu sehen. In diesem Sinne kann ich den Ansatz des Ehepaares Heller nur unterstreichen.

Rückmeldungen (mündlich und schriftlich) einiger Teilnehmender zusammengefasst

- »Sie haben sich sehr gefreut, dass jemand an sie gedacht hat.«
- Belastend erleben sie den »Generalverdacht«, dass wenn Gegenstände »verschwinden«, sie als Reinigungskräfte etwas unrechtmäßig entwendet hätten.

2.3.2 Fokus Tag für die Geschäftsführung

Bereits im Sommer 2018, im ersten Halbjahr unseres Fortbildungsprogrammes wünschte sich die Geschäftsleitung (zwei Geschäftsführer, Assistenz der Geschäftsführung, fünf Bereichsleiter) des KDL einen eigenen Fokus Tag. Ziel war es, ihnen Einblick zu geben in die Art, wie mit den Mitarbeitenden dieser Klinik gearbeitet wurde. Darüber hinaus sollten ihnen spezielle Impulse aus dem Bereich Spiritual Care vermittelt werden, die sie in ihren Führungsaufgaben inspirieren und unterstützen können.

Dieser Fokus Tag stärkte die Glaubwürdigkeit der Geschäftsleitung gegenüber den Mitarbeitenden. Ab diesem Zeitpunkt war klar, dass Spiritual Care nicht eine Aufgabe ist, die an die Mitarbeitenden delegiert wird.

Das gegenseitige Verstehen und die Wertschätzung innerhalb der Geschäftsleitung, aber auch den Mitarbeitenden gegenüber verbesserte sich enorm.

Themenblock: persönlicher Zugang zur Spiritualität

Detaillierte Erklärung siehe Fokus Tag (▶ Kap. 2.2.1)

Themenblock: Grundsätze von Spiritual Care

Das Programm des Fokus Tages für Mitarbeitende (▶ Kap. 2.2.1), erweiterte ich aber mit zusätzlichen Schwerpunkten z. B. spirituelle Anamnese, Begriff Spiritual Care, Geschichte …

Themenblock: Auseinandersetzung mit den Begriffen Spiritualität und Religion

Die zahlenmäßig kleine Gruppe animiere ich stärker zur Diskussion. Ich hinterlege öfter Begriffe mit Definitionen von verschiedenen Autoren der Fachwelt z. B. Birgit und Andreas Heller, Elisabeth und Albrecht Grözinger, Tatjana Schnell, Koli Reichenbach, da die Geschäftsleitung auch die intellektuelle Auseinandersetzung mit dem Thema Spiritualität sehr schätzt.

Themenblock: Präsenzübung

siehe Fokus Tag (▸ Kap. 2.2.1)

Themenblock: Führen aus innerer Kraft

Übung:

Diese kontemplative Schreibübung lädt dazu ein, sich Zeit für eine tiefere innere Ausrichtung zu nehmen.

- Suchen Sie sich einen ruhigen, schönen Platz, vorzugsweise auch in der Natur und kommen Sie für einige Minuten zur Ruhe. Eine Minimeditation ist die Konzentration auf den Atem, und das Ziehen lassen von Gedanken. Es ist die Lücke zwischen den Gedanken, die es zu genießen gilt.
- Nehmen Sie dann ein Blatt Papier und einen Stift zur Hand und beginnen für ca. fünf bis sieben Minuten im Hinblick auf die folgende Frage durchgehend zu schreiben – mutig und ohne Zensur: Wenn mein Leben vom heutigen Tag an in allen Bereichen meine höchsten Erwartungen erfüllen und übertreffen würde, wie sähe es in fünf Jahren aus? Wer bin ich in dieser Zukunft? Wie fühle ich mich? Was sagen andere über mich?
- Lassen Sie nochmals ein bis zwei Minuten in Stille das Geschriebene nachwirken und kennzeichnen Sie dann die drei für Sie wesentlichsten Aspekte Ihres Textes.
- Überprüfen Sie für sich: Was fällt mir spontan ein, was ich heute für meine Vorstellungen tun könnte? … ein kleiner konkreter Schritt – nicht mehr!
- Vergegenwärtigen Sie sich in Folge die drei wesentlichsten Punkte Ihres Textes möglichst täglich. Werden Sie aufmerksam für alles, was Sie dafür tun/bzw. nicht tun, bzw. Ihnen gegebenenfalls zufällt.
- Führen Sie diese Übung bzw. eine Abwandlung davon mindestens einmal jährlich von Neuem durch. (Bertolini et al. oJ)

Themenblock: notwendige Kompetenzen

In einem ersten Schritt lade ich die Geschäftsleitung ein, die Kompetenzen (▸ Kap. 2.2.1) zu bewerten. Darüber hinaus stelle ich die Bewertungsergebnisse der

Mitarbeitenden zur Verfügung. An dieser Stelle empfehle ich, die Kompetenzen als Art Reflexionsfolie zu nutzen. Durch die Bewertungsergebnisse der Mitarbeitenden und der Ergebnisse der Geschäftsleitung können daraus interessante Informationen über die Betriebskultur gewonnen werden.

In unserem Fall zeichneten sich zu diesem Zeitpunkt bereits erste positive Veränderungen ab.

Themenblock Bildbetrachtung Baum

siehe Fokus Tag (▶ Kap. 2.2.1)

Themenblock: Wahrnehmung des Patienten/Gesprächspartners bei einer Besprechung

Diese Übung des Fokus Tages (▶ Kap. 2.2.1) adaptiere ich für eine Besprechungssituation:

- Was sehe ich? Wie ist das Licht? Was liegt auf dem Tisch? Ist es warm oder kalt? Ist es stickig im Zimmer? Sind Vorhang, Fenster offen? Ist mein Gegenüber kultiviert? Wie sind Gesichtsausdruck und Körperhaltung? Was höre und sehe ich noch? Gibt es Kaffee oder Wasser?
- Spricht mein Gegenüber oder ist er eher schweigsam? Was sagt er? Wie sagt er es? Wie lautet der erste Satz meines Gegenübers? Welche Wörter und Bilder benutzt er?
- Welche Dynamik ist im Zimmer? Wie ist die Interaktion zwischen den Anwesenden? Wie ist die Sitzordnung?
- Was löst das Wahrgenommene in mir aus? Welche Bedeutung hat das für mich: Ärger, Ohnmacht, Freude, Angst, Gelassenheit, Stress, »Bauchweh«?
- Was könnten verschiedene Dinge, Bilder, Begriffe für mein Gegenüber bedeuten?
- Welches Gesamtbild ergibt sich? Welche Bedürfnisse könnten dahinterstehen?

Themenblock: Führung

Das Video »Heilen jenseits der Schulmedizin«[11] beschreibt, dass zwei Drittel der Unterschiede, warum die einen krank werden und die anderen gesund bleiben, sich aus der Balance von Demand und Control erklären lassen.

Verausgabung (Demand)/selbst die Dinge beeinflussen können (Control)

Stress macht noch nicht krank – wir kennen das von den Theorien über Positiven Stress. Wenn ich mich hingegen wie im freien Fall fühle, wo ich nie recht weiß, was

---

11 https://www.youtube.com/watch?v=-ZevPrJYC4o (4 min 20, in Summe 11 Min. 20, ab Min. 7 bis Ende).

auf mich zukommt und ob meine Aufgabenerfüllung so passt, wenn ich Situationen nicht einschätzen und beeinflussen kann, können all das krankmachende Faktoren sein.

Genauso so wichtig ist die Balance von Anstrengung (Effort)/und Anerkennung (Reward)

Um ein gesundheitsförderndes Arbeitsklima im Sinne von Spiritual Care zu gestalten, ist eine gute Feedbackkultur unumgänglich.

 2012/2013 wurde von unseren Geschäftsführern oft die Vision geäußert, im Jahre 2020 »best place to work« zu werden. Mich berührte bereits damals dieses Vorhaben.

Darum habe ich für diesen Fokus Tag mit der Geschäftsleitung nach Unternehmen gesucht, die auf dieser Liste rangieren. Dabei stieß ich auf den internationalen Konzern DHL Express. Spannend dabei war, dass dieser im Jahr 2015/2016/2017 nicht nur bei »best place to work« die obersten Ränge einnahm, sondern auch im Bereich Kundenfreundlichkeit. Aus diesem Grund habe ich mich bemüht, die Feedback Kultur in diesem Unternehmen kennenzulernen.

Themenblock: Feedback Übung

»Als Manager ist man auf andere Leute angewiesen, um seine Arbeit zu erledigen«, schreibt Andrea Corney, Management-Beraterin für ein Silicon-Valley-Unternehmen. »Ihre Effektivität hängt davon ab, wie Sie als Führungskraft mit anderen kommunizieren, sie inspirieren und unterstützen.«

»Es zeigt«, so Corney, »dass Ihnen das Wohlergehen Ihrer Kolleginnen und Kollegen oder der Erfolg des Unternehmens am Herzen liegen.« Sie sagt: »Auch, wenn es banal klingt, überlegen Sie sich genau, was Sie erreichen wollen, bevor Sie einem Kollegen oder Mitarbeitenden Feedback geben. Behalten Sie Ihr übergeordnetes Ziel im Auge, beispielsweise die Verbesserung der Arbeitsbeziehung.«

»So gesehen sind Feedback-Fähigkeiten mehr als nur wichtig – sie sind entscheidend. Gutes Feedback ist ein Geschenk. In der Mitarbeiterbetreuung ist tägliches Feedback unverzichtbar. Wir müssen die Leute wissen lassen, was sie richtig machen und wo sie sich verbessern können.« Ken Allen, CEO von DHL Express.

 Als Format verwende ich das Feedback-Framework von DHL-Express, welches sich für ein motivierendes und entwicklungsorientiertes Feedback gleichermaßen verwenden lässt. Bei dieser ersten Übung bleiben wir beim *motivierenden Feedback*.

Methodik:

- Gruppeneinteilung
- Übung (3er-Gruppen, Feedbackgeber, Reaktion darauf, Beobachter)
- Reflexion im Plenum

Handout:

Action (Aktion)

Was getan oder gesagt wurde

- mir ist aufgefallen, dass …
- ich habe beobachtet, dass …
- ….

Impact (Auswirkung)

Welche Wirkung hatte das auf mich, die Aufgabe, die Vorgehensweise, das Klima am Arbeitsplatz, diese bestimmte Person

- das hat mich gefreut …
- ich fühlte mich deshalb …
- das machte mich ….
- …

Do (Reaktion)

Was kann getan werden

- Ich möchte dich ermutigen, … öfter zu tun/zu sagen
- Ich möchte dich ermutigen, … weiterhin zu tun/ zu sagen
- Mir würde es gefallen, …
- Ich würde dich bitten weiter so … (Allen oJ)

Die Reaktionen auf das motivierende Feedback lassen sich in fünf Stadien unterteilen:

Verleugnung »Nein, wirklich?«
Emotion »Ich bin ein wenig verwirrt.«
Rationalisierung »Ich glaube, Sie täuschen sich.«
Akzeptanz »Das ist gut zu wissen.«
Änderung »Ich werde das intensivieren.«

Feedback erhalten: Tipps

- Zeige mit deinem Blick, dass du zuhörst.
- Demonstriere mit deiner Körpersprache, dass du für Feedback offen bist.
- Um sicherzustellen, dass du alles verstehst, frage nach.
- Bedanke dich für das Feedback.

- Akzeptiere Lob.
- Frage dich selbst »Wie kann ich von diesem Feedback profitieren?«
- Behalte immer im Hinterkopf, dass ehrliches Feedback ein Geschenk ist, das dich weiterbringt. (Allen oJ)

Aufgabe: ein motivierendes Feedback geben und annehmen auf dem Hintergrund der Basiskompetenzen.
Wertschätzung: Wo Sympathie endet, beginnt die Wertschätzung.
Empathie: Sich in den anderen hineinfühlen, hineinversetzen, ihn mit seinen Befindlichkeiten sehen.
Unterschiedlichkeit akzeptieren: Der Weg meines Gegenübers muss nicht meiner sein, dennoch steckt darin vielleicht Wertvolles.
Endlichkeit akzeptieren: Was würde ich wertschätzend über diese Person beim Totengedenken sagen?
Absichtslosigkeit: Wenn ich das rückmelde, erwarte ich nicht....
Kommunikation: Welche Worte, welche Körpersprache.
Transparenz: Wenn ich nicht geschönt authentisch rückmelde ....

Themenblock: Diakonische Unternehmenskultur im Krankenhaus

 Beate Hofmann ist Theologin und Professorin für Diakoniewissenschaft und Diakoniemanagement an der kirchlichen Hochschule Wuppertal/Bethel. Sie hat sich eingehend mit Unternehmenskultur beschäftigt. Ein Modell lässt sich gut am Bild der Wasserlilie erklären.

Modell Wasserlilie:

- *Ebene der Blüten und Blätter über dem Wasser*: Zu ihr gehören alle Artefakte der Organisation, z. B. Gebäude, Rituale, Farbe und Form der Berufskleidung, Symbole, Dokumente usw.
- *Ebene der Stängel, unter Wasser:* Das sind die Organisationswerte, die im Leitbild und in den Führungsgrundsätzen zum Ausdruck kommen.
- *Ebene der Wurzeln:* Die Sicht auf den Menschen und die Welt, aus dem sich das Menschenbild und die Grundsätze der Beziehungsgestaltung zu Umwelt und Mitmenschen ableiten.

Beate Hofmann fragt nach dem, was eine Unternehmenskultur diakonisch macht. Dabei greift sie den Aspekt der Multirationaliät eines Krankenhauses auf. Es wird bewusst darauf eingegangen, dass verschiedene Logiken (medizinisch, wirtschaftlich, ...) zusammenarbeiten müssen. (Hofmann 2016)

Methodik:

 Das Sammeln von Ideen für die Gestaltung des Abhol- und Aufwachraumes oder eines anderen Projektes aus medizinscher, pflegewissenschaftlicher, psychologischer, theologischer, ökonomischer Sicht.

- Einzelübung (individuelle Vorbereitung), Handout mit fünf überlappenden Kreisen (jeder Kreis steht für eine Sicht – medizinisch, pflegewissenschaftlich, …) Eintragen der Ideen aus verschiedenen Blickrichtungen.
- Gruppenarbeit: Das Zusammentragen der Ideen und Diskussion darüber auf A 3 Blättern mit überlappenden Kreisen. Bewusste Wahrnehmung, wer in welchem Bereich die meisten Ideen hat.
- Präsentation der Erfahrungen dazu im Plenum

Themenblock: Wie lassen sich Entscheidungen im Management kirchlicher Einrichtungen treffen?

Ein weiterer Zugang, wie sich Spiritual Care mehr noch in Unternehmensorganisationen integrieren ließe, stammt von Michael Fischer, Professor für Qualitätsmanagement an der Privaten Universität für Gesundheitswissenschaften, Medizinische Informatik und Technik in Hall/Österreich. Er fragt: *Wie lassen sich Entscheidungen im Management kirchlicher Einrichtungen finden?*

Übung: Ethisch entscheiden – Leitfaden zur Einzelreflexion und für Konferenzen

Es braucht eine bewusste Entscheidung für eine ethische Reflexion und anschließend ein Vorgehen nach bestimmten Schritten.

1. gut formulierte Fragestellung
2. Sachverhalt klären (Hintergründe, Entstehung und Bedeutung der Fragestellung)
3. Sammeln von Lösungsansätzen (ohne bevorzugte Optionen)
4. Lösungsmöglichkeiten bedenken auf der Grundlage von acht (vier) Kriterien. (Empfehlung einer zeitlichen Unterbrechung)
5. Abwägung
6. Entscheidung
7. Planung der Umsetzung
8. Auswertung des Entscheidungsprozesses (Fischer 2016)

Methodik:

Suchen einer aktuellen Fragestellung und sich für eine gemeinsam entscheiden; sich fürs Erste nur mit den Schritten eins bis vier beschäftigen und diese anhand der vier Kriterien bearbeiten.

Gerechtigkeit

- Sind die Interessen der direkt Betroffenen gesehen/gehört/einbezogen worden – und sind sie angemessen berücksichtigt?
- Ist bei der Maßnahme gewährleistet, dass niemand in unverantwortbarer Weise bevorzugt oder benachteiligt ist?

Barmherzigkeit

- Werden die Interessen der Schwachen/Ausgegrenzten geschützt – wird ihre Lage verbessert?
- Sind bei der Maßnahme die Fürsorgepflichten gegenüber allen Beteiligten gewahrt?
- Ist gewährleistet, dass niemand unerträglich geschädigt oder gekränkt wird?

Frieden

- Ist die Maßnahme geeignet, eine Versöhnung konkurrierender Interessen zu stiften und eine Eskalation zu vermeiden?
- Ist die Maßnahme für alle Beteiligten nachvollziehbar erträglich?
- Kann ein Schaden, der entstanden oder zu erwarten ist, angemessen ausgeglichen werden?

Treue

- Bleibt die Maßnahme dem institutionellen Leitbild einer christlichen Organisationskultur treu?
- Ist gewährleistet, dass die Handelnden/die Entscheidungsträger ihren persönlichen Überzeugungen treu bleiben können?

Alle vier Kriterien sind gleichgewichtig. (Deutscher Caritasverband 2015)

- Einzelübung (Vorbereitung für sich) Handout
- Gruppenarbeit: Zusammentragen und Diskussion
- Präsentation der Erfahrungen dazu im Plenum

Evaluationsbogen Abschluss

Erfahrung:

 Obwohl sich nicht alle Mitglieder als spirituell bezeichnen, haben sie sich sehr auf die Thematik eingelassen. Aus Termingründen mussten wir das geplante Programm etwas kürzen, was im Nachhinein einigen sehr leidtat.

Einige Rückmeldungen der Teilnehmenden

- Der in einem hohen Maß gelungene Fokus Tag hat uns als Gruppe wieder ein Stück nähergebracht.
- Die Herausforderung eines Fokus Tages für die Führungsebene zu gestalten ist perfekt gelungen! Vielen Dank!
- Super aufbereitet. Die Inhalte waren für die Zeit zu viel oder ich war schon am Ende der Kraft. Total spannende Themen und neue Blickwinkel!

2.3.3 Multiplikatoren-Schulung

Das Multiplikatoren-Konzept wirkt nach dem Schneeballprinzip. Eine kleine Anzahl an Personen wird geschult. Diese leiten die empfangenen Informationen dann an andere Personen weiter und vervielfältigen bzw. multiplizieren somit das Wissen. Mögliche Aufgaben sind:

* Vermitteln und Verbreiten von Wissen und Verhalten
* Bekanntmachen von Projektergebnissen, Umsetzungsschritten und Erfolgen
* Unterstützung der Weiterentwicklung der neu eingeführten Veränderung
* Werbung, Beratung und Unterstützung der Kollegen
* Unterstützungsstrukturen entwickeln und stabilisieren (Vernetzung, Kooperation)
* Umsetzung von Maßnahmen im eigenen Arbeitsbereich.[12]

Themenblock: Mein momentanes Erleben in Bezug auf Spiritual Care

Seit dem Fokus Tag habe ich erlebt/erfahren/ausprobiert/gelernt/mir angeeignet/ist mir bewusst geworden
Einzelphase: Jeder notiert für sich auf verschiedenfärbigen Kärtchen.

* Grün: auf der Ebene der Sorge um die Patienten/Angehörigen
* Blau: auf der Ebene der Selbstsorge
* Gelb: auf der Ebene der Organisation

Austauschrunde: Jeder erzählt von seinen gefundenen Antworten und legt die Karten in die Spirale, die am Boden mit Wolle ausgelegt liegt.

Themenblock: ein erweitertes Spiritualitätsverständnis

Anemone Eglin, evangelische Theologin aus Zürich, die sich sehr mit dem Weg der Kontemplation, Herzensgebet, Spiritual Care und sich derzeit vor allem mit Studien zum Thema Hände auflegen beschäftigt, versucht sich auf folgende Weise einem eher anthropologischen Verständnis von Spiritualität zu nähern:

> »Auf die Frage, wer bin ich, kommen meistens Antworten wie der Name, der Beruf, Familienstand, doch ist das schon alles was mich ausmacht? Mit diesen Antworten ist normal bei weitem nicht alles gesagt. Wir sind mehr als das alles.« (Eglin 2017)

Am deutlichsten wird das, wenn all dies wegfällt. Zumindest ist das gerade im Krankenhaus oder Pflegeheim erlebbar. Wer bin ich, was macht mich dann noch aus, wenn meine Berufstätigkeit, Leistungsfähigkeit, meine Attraktivität, meine Angehörigen, manche Fähigkeiten wegfallen?

---

12 http://www.optimus-spitzencluster.de/Multiplikatoren.pdf Artikel Multiplikatorenschulung, Zugriff am 16.2.2018)

Wer bin ich? Ich denke, mit dieser Frage wächst der Mensch über seine Ich-Identität hinaus. Die englische Krankenschwester, Sozialarbeiterin und Ärztin Cicely Saunders brachte das laut Anomone Eglin treffend auf dem Punkt, indem sie sagte: »Es muss doch noch mehr als das alles im Leben geben.«

Mit diesem Mehr entsteht Spiritualität oder anders ausgedrückt, dort wo Sehnsucht und Verzweiflung sich paaren, da entsteht Spiritualität. Und wenn wir ehrlich sind, sind gerade Sehnsucht und Verzweiflung zwei Befindlichkeiten, die uns nicht loslassen.

Spiritualität hat etwas mit Erfahrung und Suche zu tun. Es können diese Erfahrungen in Krisen- oder Glückserlebnissen zu finden sein. Spiritualität kommt weniger aus dem reinen Denken, sondern mehr aus Erfahrungszuständen. Erfahrung bezieht alles mit ein – Emotion, Vernunft, Körper. Eine Erfahrungserkenntnis Gottes?

Gleichzeitig gehört zu diesem Suchen auch die Auswirkung auf den Alltag. Suchen, Einüben in der Praxis und Einbeziehen in den konkreten Lebensvollzug. Spiritualität soll eine Kraft entwickeln, die hilft das Leben zu bewältigen.

Dies ist ein *anthropologisches Verständnis* von Spiritualität. Ein Verständnis, das den Dialog gerade mit Mitarbeitenden im medizinischen Bereich, Kollegen, Leitung, Ärzten etc. heute ungemein erleichtert. Genauso gibt es ein *religiöses Verständnis*. Für Christen bedeutet Spiritualität Leben aus dem Heiligen Geist.

Anemone Eglin erlebt immer wieder, dass einige glauben, diese beiden Ansätze seien nicht vereinbar. Auf den ersten Blick scheint das zu stimmen. Doch sind die grundlegenden Erfahrungen in allen religiösen Traditionen ähnlich. Das, was wir mit unseren Sinnen wahrnehmen, erfasst nur einen Ausschnitt. Doch das Erfassen einer transzendenten, mich übersteigenden Wirklichkeit, das teilen wir fast mit allen. Wenn wir in Kontakt mit dieser Wirklichkeit kommen, verändert sich unsere Lebenshaltung. Sie führt weg vom Egoismus zu einem Altruismus. Doch wie wir dahin kommen, diese Wege sind oft unterschiedlich (Eglin 2017).

Impulsfragen aus dem Angebot »Autobahnkirche«:

Spiritualität klingt nach Atem und Weite, nach Stille und Tiefe. Spiritualität ist der Baustil, der die Architektur meines Lebenshauses bestimmt. Sie ist die Ästhetik, in der sich mein Selbstgefühl ausdrückt. Sie ist das Gefälle, das den Lauf meiner Gedanken und Wünsche lenkt.

- Welcher Geist bestimmt den Bauplan meines Lebens?
- Welche Statik gibt meinen Hoffnungen Halt und meinen Sehnsüchten Form?
- Welcher Atem weitet meine Seele?
- Aus welcher Tiefe ziehen meine Wurzeln ihre Kraft?

Wir sind immer herausgefordert uns diesen Fragen zu stellen.[13]

---

13 https://www.autobahnkirche.de/spirit_main.html Spiritualtiät Bauplan des Lebens, Zugriff am 08.06.2004).

Themenblock: Was sind spirituelle Bedürfnisse?

Methodik:

Gruppenarbeit: (▶ Kap. 2.2.2)

- Arbeitszettel in 4er-Gruppen
- Präsentation im Plenum
- Jeder kann bei sich ergänzen

Themenblock: Ganzheitlicher Behandlungszugang

Film: Psychoneuroimmunologie – Die Einheit von Körper und Geist – Doku Reportage[14]

Input nach Prof. Dr. Michael Utsch

Heil-Effekte persönlicher Spiritualität

Emotionale Entlastung:	sinnvolles, geschlossenes Weltbild
Soziale Unterstützung:	Eingebunden-sein in Gemeinschaft
Mentale Bewältigung:	Trost, Hoffnung, Gelassenheit
Kognitive Kontrolle:	Kontrollüberzeugung bei Hilflosigkeit

Glaube, der krank macht

- Dogmatische Pflichterfüllung
- Machtmissbrauch
- Verbot rationaler Kritik
- Weltflucht und Ersatzhandlungen
- Fehlende Alltagstauglichkeit
- Ablehnung von Zweifel, Grenzen, Scheitern
- Perfektionismus und Fanatismus

Themenblock: spirituelle Anamnese (SPIR)

Input mit Handout:

Religio-spirituelle Anamnese

S = Spirituelle Überzeugungen und Glaubensüberzeugungen

---

14 https://www.youtube.com/watch?v=z0Ag7e6NfSo, (12 Min. 31).

P = Platz und Einfluss, den diese Überzeugungen im Leben des Patienten einnehmen

I = Integration in einer spirituellen, religiösen oder kirchlichen Gruppe

R = Rolle des Arztes/Therapeuten: Wie soll er /sie mit spirituellen Erwartungen und Problemen des Patienten umgehen? (Riedner und Hagen 2011)

Impulsfragen dazu:

S = Woraus schöpft mein Patient Kraft? In wen oder was setzt er seine Hoffnung? Was verleiht seinem Leben Sinn?

P = Welchen Einfluss haben Glaubensansichten oder spirituelle Überzeugungen im Leben des Patienten?

I = Wer gibt dem Patienten Unterstützung? Wichtige Personen, Freunde, Familie etc.?

R = Wer sind wichtige Gesprächspartner für diese Fragen z. B. Arzt, Pflege, Seelsorge …?

Methodik:

Rollenspiel: Patient, Arzt (Fragesteller), Beobachter
3er-Gruppen: Einer stellt Fragen, Gespräch sechs Min., kurzes Feedback darüber
Rollenwechsel: Erzähler, Begleiter, Beobachter (Reflexionsfragen)

Erfahrung:

Für die Übung »spirituelle Bedürfnisse« brauchten wir viel länger als geplant, deshalb probierten wir die Assessmentübung im Rahmen eines späteren Treffens des AK-Spiritualität. Für mich war interessant, ob die Übung SPIR leichter anwendbar ist, wenn eine höhere Sensibilisierung für spirituelle Bedürfnisse erreicht wird. Die Reaktionen waren unterschiedlich. Einerseits gab es die Erfahrung, dass gezielte Fragen die Auseinandersetzung mit spirituellen Prozessen fördern können und andererseits, dass diese Fragen nach wie vor holprig und etwas grenzüberschreitend wirken.

Themenblock: Selbstsorge, eine Schutzübung

Genauere Beschreibungen zum energetischen Schutz finden auf der Homepage »lichtwelt« bei Dittmann G. (oJ)

Evaluationsbogen Blitzlichtrunde

Abschluss

> Wenn du vernünftig bist, erweise dich als Schale und nicht als Kanal,
> der fast gleichzeitig empfängt und weitergibt,
> während jene wartet, bis sie gefüllt ist.

110

Auf diese Weise gibt sie das, was bei ihr überfließt, ohne eigenen Schaden weiter.
Lerne auch du, nur aus der Fülle auszugießen und habe nicht den Wunsch freigiebiger zu sein als Gott.

Die Schale ahmt die Quelle nach. Erst wenn sie mit Wasser gesättigt ist, strömt sie zum Fluss, wird sie zur See. Du tue das Gleiche! Zuerst anfüllen, und dann ausgießen.

Die gütige und kluge Liebe ist gewohnt überzuströmen, nicht auszuströmen.
Ich möchte nicht reich werden, wenn du dabei leer wirst.
Wenn du nämlich mit dir selber schlecht umgehst, wem bist du dann gut?
Wenn du kannst, hilf mir aus deiner Fülle,
wenn nicht, schone dich.

(von Bernhard von Clairvaux)

Einige Rückmeldungen der Teilnehmenden
Welche Inhalte und Methoden blieben mir von der Fortbildung in Erinnerung

- Gesprächsführung mit Patientinnen und Patienten, beim Resonanzraum ansetzen
- Die Beschäftigung mit Patientenaussagen sollte weiter vertieft werden.
- Gruppenarbeit »Spirituelle Bedürfnisse« super
- Viele Fassetten einer Erkrankung des Menschen in seiner »ganzen Geschichte« annehmen erleichtert Ressourcensuche
- Gruppenarbeit zu spirituellen Bedürfnissen! Relevanz für jede Art des Kontakts mit Menschen – hinhören und hinspüren ist bedeutsam!

Veränderungen seit 2016 bis Mai 2018

- Eine schrittweise Sensibilisierung ist spürbar. Zeit und Ressourcen wurden zur Verfügung gestellt. Das Miteinander wird dadurch (leicht aber doch) positiv verändert.
- Ich glaube, es ist mehr Offenheit und Freundlichkeit zu bemerken.
- Die Stimmung ist besser, die Position der Seelsorge ist besser geworden, davon profitieren alle.
- Spiritual Care ist ein Thema! Es gibt viel Positives für Mitarbeitende z. B. Begegnung auf Augenhöhe, Gestaltung der Weihnachtsfeier.
- Durch das offene und achtungsvolle Miteinander, der Möglichkeit, dass man Kollegen anders kennenlernt und dadurch eine andere Wertschätzung für sie hat, konnte das Arbeitsklima verbessert werden.
- Finde es sehr schön, dass mit den Fokus Tagen weiter gemacht werden kann!

Anregungen

- Sehr interessanter Nachmittag. Spiritual Care ist für mich ein gutes Instrument, Patienten anders wahrzunehmen und abholen zu können und ein wertvoller Schatz zur Selbstreflexion. Danke.
- Es war Zeit für mich, wieder mit mir und meinen Werten in Resonanz zu gehen! Input und Film haben dieses Zusammenspiel wieder ins Bewusstsein gerückt, stimmige Abfolgen, wertschätzender Umgang! Danke.

2.3.4 Einbindung der Fachärzte

In der Klinik Diakonissen Linz arbeiten an die 45 Fachärzte in den unterschiedlichsten Disziplinen der Chirurgie, Schmerztherapie, Inneren Medizin, Dermatologie etc. mit unterschiedlichen Verträgen. Dadurch werden die Klinikärzte als Imageträger und auch als Kunden gesehen. Ein Umstand, der zu einem stimmigen Zugang zu Spiritual Care herausfordert. Darüber hinaus ist nicht in allen medizinischen Kreisen die spirituelle Dimension als wichtiger Faktor eines Behandlungskonzeptes etabliert. Dies bewog uns, sehr zielgerichtet und mit kompetenter Überredungskraft von ausgewiesenen Experten zu arbeiten. Um Fachärzte für eine hausinterne Fachärztetagung zu gewinnen, braucht es mehr Überzeugungskraft als den Wunsch der Geschäftsführung als Einladende.

So planten der Bereichsleiter für Finanzen und ich für das erste Treffen (2018) eine Zusammenkunft mit den Vorständen des Diakoniewerkes, insbesondere mit dem damals neuen diakonisch-theologischen Vorstand, um einen Erstkontakt zu Spiritual Care herzustellen. Wir – die Klinik-Leitung, die Leitung des Diakoniewerkes und ich – waren sehr gespannt, wie die Fachärzte darauf reagieren würden und ob sie überhaupt der Einladung folgen würden.

So schrieb unser Bereichsleiter für Finanzen im Nachklang über dieses Treffen in unserer internen Mitarbeiterzeitschrift »Mitarbeiter Aktuell«:

Konferenz Fachärzte – diesmal »besonders«
In mehrfacher Hinsicht war die kürzlich abgehaltene Konferenz Fachärzte, die zweite des heurigen Jahres, außergewöhnlich: Zum einen standen »nur« zwei Themen bzw. Zielsetzungen im Mittelpunkt, nämlich die Vorstellung des neuen Vorstandes unseres Eigentümers Diakoniewerk und die Implementierung von Spiritual Care. Zum anderen war das Veranstaltungsformat, ein von einem Redakteur des ORF OÖ bestens moderierter Talk, in diesem Kontext eine Novität bei uns.

Sowohl der Vorstandsvorsitzende als auch der seit Jahresbeginn im Bereich der diakonisch-theologischen Praxis und der diakonischen Identitätsentwicklung tätige Vorstand gaben den sehr zahlreich erschienenen Ärzten höchst interessante Einblicke in ihren beruflichen Werdegang und in die Dimensionen des Diakoniewerks. Extra erwähnt sei die von dem diakonisch-theologischen Vorstand auch bei seinem vielfältigen beruflichen Agieren selbst praktizierte Ansage: »3 Minuten gehen immer!«– für ein kurzes Gespräch, für eine bewusste Wahrnehmung des anderen in seiner aktuellen Situation, für eine beiderseitige, in der Regel angenehme Erfahrung.

Im zweiten Teil erläuterten der ärztliche Leiter, die Seelsorgerin und der Bereichsleiter für Finanzen ausführlich den Ansatz von Spiritual Care und informierten die Mediziner über die Hintergründe und den Status der Implementierung in der KDL. Ein Schwerpunkt lag auch darauf, die Rolle der behandelnden Ärzte in diesem Zusammenhang zu besprechen sowie für die positiven Effekte für alle am Behandlungsprozess beteiligten Personen zu sensibilisieren, welche durch eine gemeinsam getragene Spiritual Care entstehen können. Aus der sich daran anschließenden Diskussion und den Gesprächen nach dem offiziellen Teil lässt sich jedenfalls schließen, dass es mit dieser Konferenz gelungen ist, den Boden für ein professionsübergreifendes Agieren auch bei der spirituellen Begleitung unserer Patienten aufzubereiten. Spezielle weitere Schritte für und mit den Fachärzten sollen folgen.

Mag. Siegbert Hanak

Im Januar 2019 wurde von der Klinikleitung in Zusammenarbeit mit der Leitung von Spiritual Care ein Zielbild für die Implementierung und Weiterentwicklung von Spiritual Care im Kontext der Fachärzte und Mediziner formuliert:

• Jeder in der KDL tätige Mediziner weiß, dass die Patientenbetreuung in unserer Klinik im Sinne von Spiritual Care erfolgt.

- Die Eckpunkte dieses Ansatzes, der in hohem Maße in einer bestimmten Haltung/ Zugang in der Patientenbetreuung besteht, sind allen Medizinern bekannt und werden von diesen in der individuellen Ausprägung mitgetragen.
- Die umfassende Sorge um kranke Menschen, die das Eingehen auf deren spirituellen Bedürfnisse und jene ihrer Angehörigen einschließt: Zu den »spirituellen Bedürfnissen« gehören beispielsweise der Wunsch nach empathischer Zu- und Ansprache, Aufmerksamkeit, Präsenz und Offenheit des Gegenübers, nach Vertrauen, Trost und »Liebe«, vermittelt in den verschiedenen Kommunikations- und Begegnungsformen, eventuell auch mittels »Ritualen«. Demnach hat jeder Mensch – auch der religions- und kirchenferne – spirituelle Bedürfnisse, die es gerade im Kontext eines Klinikaufenthaltes wahrzunehmen und denen es auf kompetente Weise gerecht zu werden gilt. Darüber hinaus stellt die spezifische Spiritualität eines jedes Menschen eine »Ressource« dar, die im gestärkten Zustand wesentlich zu seiner Gesundung beitragen kann.
- Die Sorge um die eigene Motivation der Betreuenden, zu der die Pflege spiritueller Bedürfnisse gehört: Wer mit Patienten zu tun hat und im Sinne der voranstehenden Punkte agiert, sollte sich immer wieder reflektierend mit der früheren sowie der aktuellen Triebfeder seines beruflichen Tuns beschäftigen und sich neu »erden«. Dazu gehört auch der Blick auf den eigenen spirituellen Hintergrund, auf die Wünsche und Bedürfnisse, die diesbezüglich bestehen, und auf welche Weise diese individuell und institutionell Erfüllung finden.
- Die Sorge um die konkrete Institution – z. B. eine Klinik, damit diese die umfassende Sorge um die Kranken und Leidenden gewährleisten kann: Auf die Klinik Diakonissen Linz bezogen ist damit gemeint, dass durch verschiedene Impulse und Aktionen (u. a. auch in der Advent- und Fastenzeit) die Inhalte des Leitbildes immer mehr vertieft werden und so der »besondere Geist«, den uns Patienten immer wieder rückmelden, erhalten bleibt bzw. weiter gefördert wird.
- Dementsprechend versucht jeder Arzt, sich in das diesbezügliche inter- und multiprofessionelle Agieren einzugliedern und gegebenenfalls eigene Wahrnehmungen hinsichtlich der spirituellen Verfasstheit von Patienten dem Betreuungsteam mitzuteilen. Vice versa ist er offen für derartige Hinweise durch andere Betreuende und nimmt darauf bei der Gestaltung seiner Kontakte zum Patienten Rücksicht. Auf diese Weise wird Spiritual Care sowohl von allen Betreuenden als auch von den Patienten und Angehörigen als stärkender Mehrwert erlebt, der im vielfältigen Miteinander hilft und auf emotional-seelischer Ebene beglückt.
- Da die Einübung in Spiritual Care nie zur Gänze abgeschlossen, sondern als ständiges gemeinsames Hineinwachsen zu betrachten ist, wird es seitens der Klinikleitung im Laufe der Jahre immer wieder unterschiedliche Formate und Kommunikationswege geben, mittels derer Spiritual Care und angrenzende Themen in der gemeinsamen Diskussion und Sensibilisierung bleiben. Eine hohe Beteiligung seitens der Mediziner wird erwartet.

Konzept für die *Konferenz Fachärzte am 10. Mai 2019* im Umfang von ca. zwei Einheiten zur Weiterentwicklung von Spiritual Care im Kontext der Fachärzte und Mediziner mit folgender Zielsetzung:

Das Zielbild hinsichtlich der Implementierung von Spiritual Care im Kontext der Fachärzte und Mediziner wird vermittelt bzw. gemeinsam »erarbeitet« und verabschiedet. Es soll damit für die aktuellen, aber auch zukünftigen Ärzte einen nachhaltigen Verbindlichkeitscharakter erhalten.

Setting: analog der Konferenz im Jahr 2018 ca. zwei Einheiten (»Caféhaus-Diskussion«)

Ablauf und Methode:

- Einleitung und Hinführung, was bisher geschah und wo stehen wir – durch den ärztlichen Leiter und Geschäftsführer
- Vorstellung des aktuell vorliegenden und vom Haus intendierten Zielbildes
- Bezugnehmend auf die Eckpunkte des Zielbildes und die Ansätze von Spiritual Care bringt ein Referent und einschlägiger Fachmann seine Erfahrungen ein.
- Rückfragemöglichkeit
- »Lockerer und lustvoller« Kleingruppenaustausch der Ärzte (max. fünf Personen, möglichst interdisziplinär, Aufteilung der Anästhesisten und Stationsärzte für den Austausch von gegenständlichen eigenen Erfahrungen positiver als auch negativer Natur. Welche Zugänge sind vorhanden, welche Hilfsmittel und »Tricks« werden erfolgreich verwendet.
- Kurze Berichte aus den Kleingruppen im Plenum
- Nach Möglichkeit: formale Verabschiedung des vorhandenen bzw. eventuell adaptierten Zielbildes
- Abrundung, Dank und Abschluss

Ärztliche Zugänge im Kontext von Basiskompetenzen in Spiritual Care – fünf Leitsätze

1. Wir agieren im Sinne von Spiritual Care und betrachten Spiritualität als Ressource.
2. Ich kenne den Unterschied zwischen Spiritualität und Religion und bin mir meines eigenen spirituellen/religiösen Hintergrundes bewusst.
3. Wichtige Grundhaltungen sind: Präsenz, Aufmerksamkeit, Einfühlungsvermögen, Zuspruch, Offenheit, Ehrlichkeit, Vertrauen, Trost und Wertschätzung.
4. Ich bin willens und fähig zur spirituellen Selbstsorge.
5. Ich unterstütze das inter- und multiprofessionelle Team.

Erfahrung:

Die interdisziplinäre Zusammenarbeit hat sich merklich verbessert. Manche Fachärzte meldeten zurück, Spiritual Care sei für sie das Beste, was passieren konnte, da bessere Behandlungserfolge in erster Linie auf sie zurückfallen. Wichtig ist ein offener Zugang zur Spiritualität und die Wertschätzung vonseiten der Klinikleitung für diesen Ansatz. Im Herbst meldete sich sogar eine neue Fachärztin zu einem Fokus Tag an.

»Im Krankenhausalltag wird allzu leicht übersehen, dass jede unerwartete, lang dauernde Krankheit den Betroffenen in eine schwierige Lebenssituation bringt und sehr oft als persönliche Krise erlebt wird. Bei Spiritual Care geht es nicht um Frömmigkeit oder um das Rosenkranzbeten. Es geht darum, Menschen zuzuhören, ohne daraus gleich eine Anamneseerhebung zu machen und daraus Schlüsse zu ziehen. Es geht darum, die Patienten als Menschen wahrzunehmen, die sich in einer schwierigen Situation befinden und nicht als Kranke, Beschädigte usw. Es war in unserem Haus schon in einigen Situationen zu beobachten, wie positiv das diesbezügliche Agieren von Doris Wierzbicki und geschulten Mitarbeitenden auf Patienten wirkt.«

Dr. Kambiz Yazdi

2.4　Unverzichtbare Begleitmaßnahmen

Um spirituelle Bedürfnisse bei Patienten und Kollegen wahrnehmen zu können, braucht es auch zwischendurch nährende Angebote. Entdeckt man den Wert der kurzen Unterbrechung, so bekommt man ein Gefühl für die wichtigen Momente wie diese Schülerin unserer ehemaligen Krankenpflegschule, die sich für den Wunsch einer Patientin die Kapelle zu besuchen, bewusst Zeit nahm. Ihr offenes Ohr und ihr sensibilisierter Resonanzraum für gewisse Nöte von Patienten ließ ein unvergessliches Gespräch für beide entstehen (▶ Abb. 2.3).

Der Mensch steht bei uns auf seine individuelle Art und Weise im Mittepunkt

Kein Kreuz gleicht dem anderen. Die wunderschöne Arbeit einer Werkstattguppe des Diakoniewerkes hat in unserem Haus Einzug gehalten.

Lange suchten wir nach stimmigen Kreuzen für unsere Patientenzimmer. Mittlerweile sind sie so beliebt, dass immer wieder Patietnen den Wunsch äußern, auch für sich daheim so ein Kreuz zu erwerben.

In der Fastenzeiten 2015 setzten wir uns bewusst damit auseinander und sammelten auf einer großen Plakatvorlage mit dem Bild von jenem Kreuz aus den Patientenzimmern in der Kapelle verschiedene Anregungen von Patienten und Mitarbeitenden, welche durch einfach kurze Post-its platziert wurden.

Kraniche in der Kapelle Fastenzeit 2017

In unserer Kapelle flatterten über 250 gefertigte Kraniche (▶ Abb. 2.4). Aber warum? Keiner gleicht dem anderen. Jeder ist ein Unikat, unverwechselbar, einzigartig, wie wir Menschen.

Es gibt die Erzählung aus Japan, als ein krebskranker Mensch gefragt wurde, was ihm helfen könnte habe er geantwortet: 1.000 Kraniche, dann werde er gesunden. Beim 999. Kranich verstarb er. Er wurde nicht gesund, aber heil.

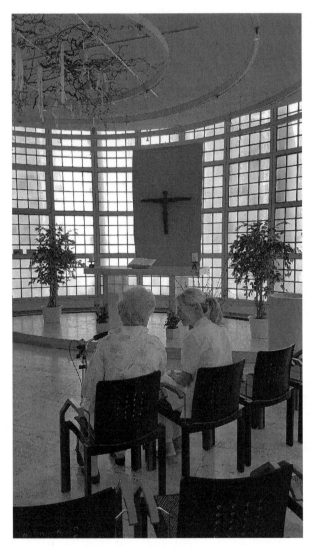

Abb. 2.3: Eine Studierende, die sich für die Begleitung einer Patientin in die Kapelle Zeit nimmt.

Gesunden. Heil werden. Wer ist gesund? Gibt es sie, diese ganz gesunden Menschen? Heil werden. Ganz werden. Ganz lebensfähig werden. Eintauchen in die jeweils mögliche Lebendigkeit. Sich einlassen auf das jeweils mögliche Leben. Seine eigene Lebensspur ziehen. Die Qualität des Tages leben. Jeder Tag ist unverwechselbar. Denn jeder Tag ist ein gelebter Tag mehr.

Der Kranich ist in Japan nicht nur ein Glückssymbol, sondern ein Zeichen für die innere Balance. Die Fastenzeit meint nichts anderes als durch Umkehr, wieder die eigene Ausgewogenheit zu finden, etwas für die Gesundheit zu tun, seelisch wie

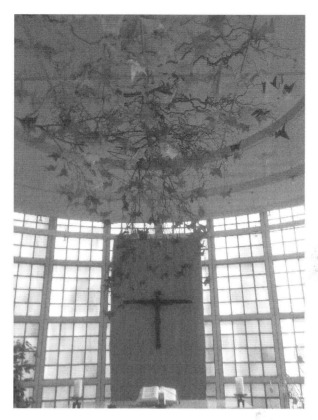

Abb. 2.4: Gefaltete Origami-Kraniche von unseren Mitarbeitenden und Patienten an der Decke der Kapelle befestigt.

körperlich. Auf der Suche nach der inneren Balance machten sich Mitarbeitende und Patienten die Mühe, einen Kranich zu falten und mit der Einladung gedanklich alles in diesen Papiervogel zu legen, was aus dem Gleichgewicht bringt. Diese Aktion erfreute sich großer Beliebtheit, weil die Anleitungen und Bastelutensilien nicht nur in der Kapelle, sondern auch in allen Sozialräumen und Orten, wie z. B. der Cafeteria zu finden waren.

Der Tod gehört zum Leben – aber, wenn er kommt …

In einem Krankenhaus sterben Menschen. Es werden immer wieder auch Mitarbeitende aus unserer Mitte gerissen. In solchen Situationen unterbrechen wir unseren Arbeitsalltag zumindest für eine kurze Andacht (15 Min.), spontan angekündigt durch eine Rundmail, und geben unserer Ohnmacht und Trauer Raum. Gerade diese Abschiedskultur hat uns im Kollegenkreis noch mehr zusammengeschweißt. Darüber hinaus gedenken wir aller verstorbenen Patienten, Mitarbeitenden und deren verstorbenen Angehörigen beim jährlichen Gedenkgottesdienst im November.

117

Spirituelle Impulse in unseren Patientenfernsehern

Ich arbeite in der Klinik Diakonissen Linz seit 2014. Der Besuch der regelmäßigen Andachten und Gottesdienste in unserer Kapelle war damals sehr überschaubar, bedingt durch einen immer dichteren Ablauf im medizinischen Alltag und einer kürzeren Verweildauer der Patienten im Haus. Darum fassten wir den Entschluss, spirituelle Impulse professionell aufzunehmen und auf einem eigenen Kanal in die Patientenfernseher einzuspielen. Dieses Angebot wird sehr gern angenommen, weil es zu jeder Tages- und Nachtzeit abrufbar ist. Abwechselnd folgen Impulse, Gebete und verschiedene Texte.

Liebe dich selbst!

Wir kämpfen uns oft durch den Alltag. Ohne Rücksicht auf uns selbst, auf unseren Körper, auf unsere Gefühle. Spätestens wenn wir das Bett hüten müssen und körperliche Beschwerden uns unsere leiblichen Grenzen aufzeigen, dann kommt – zumindest für eine gewisse Zeit – das große Einsehen.

Warum tun wir das? Wir strengen uns an, um zufriedener zu sein. Oder wenn uns ein Missgeschick passiert, reagieren wir mit harscher Selbstkritik. Dabei wäre unser Leben so viel angenehmer, wenn wir uns in schwierigen schmerzhaften Situationen Selbstliebe entgegenbringen könnten. So, wie wir es bei einem geliebten Menschen tun.

Warum fällt es uns so schwer, uns selbst anzunehmen und zu lieben, so wie wir sind?

Meist ist der strenge Umgang mit uns selbst die Folge von Erziehung und dessen, was wir früh im Leben erfahren haben. Wir haben die Stimme unserer Eltern und Bezugspersonen verinnerlicht und zwar so tief, dass wir glauben, es handle sich um die eigene. Und oft hören wir immer noch auf diese Stimme, die uns maßregelt und antreibt.

Vielen Menschen fällt es schwer, freundlich mit sich selbst zu sein, besonders dann, wenn sie in einer Umgebung aufwuchsen, in der Werte wie Erfolg und Arbeit wichtig waren.

Meister Eckhart, der große Mystiker des Christentums, sagte schon: »Alle Liebe dieser Welt ist auf Eigenliebe gebaut.« Während Nächstenliebe in der christlichen Wertegesellschaft von jeher einen hohen Stellenwert genießt, haftet der Selbstliebe bis heute etwas von Egoismus und Eigennutz an. Dass Selbstliebe mit Egoismus rein gar nichts zu tun hat, darauf wies der Psychologe Erich Fromm hin: »Es stimmt, dass selbstsüchtige Menschen unfähig sind andere zu lieben. Sie sind jedoch genauso unfähig, sich selbst zu lieben.«

Die Theologin Katharina Ceming und die Journalistin Christa Spannbauer sind überzeugt: »Auch wenn uns Selbstliebe nicht mit der Muttermilch eingeflößt wurde und sie nicht Teil unserer Erziehung war, so können wir diese doch jederzeit lernen. Das ist die frohe Botschaft der Positiven Psychologie und der modernen Hirnforschung.«

Beginnen Sie gleich heute damit. Kultivieren Sie Freundlichkeit sich selbst gegenüber. Schreiben Sie all die Dinge auf, die Ihnen so richtig gefallen und guttun. Machen Sie eine Liste, die Sie später wieder bewusst zu Hand nehmen.

Suchen Sie sich daraus Wohltuendes aus und setzen Sie mindestens einen Punkt davon regelmäßig um. Viel Freude mit sich selbst. (Ceming und Spannbauer 2016)

Begegnung auf Augenhöhe: Advent 2017

»Augen sind die Fenster zur Seele«, so Hildegard von Bingen. Augenkontakt berührt im Innersten, verändert, stiftet Beziehung. Dazu haben wir in der Adventszeit auf verschiedenen Stationen unter der Woche kurze Impulse angeboten. Verschiedene Augenpaare aus unserer Klinik haben uns begleitet und jeden Tag wurde das Rätsel gelüftet, wem diese gehören. Die Bilder dazu waren nicht nur im Haus verteilt auffindbar, sondern wurden gesammelt in der Kapelle samt Impulstexten aufgehängt (▶ Abb. 2.5).

Höhepunkt dieser Adventserie war bei der Mitarbeiter-Weihnachtsfeier ein Schattenspiel mit musikalischen Einlagen des dafür spontan gegründeten Chors.

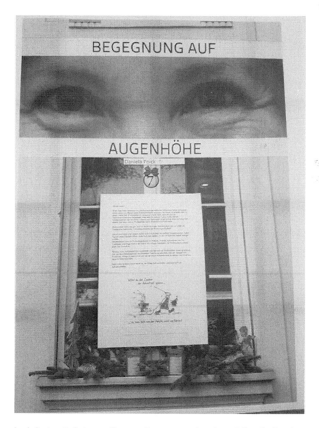

Abb. 2.5: Impulsplakat mit fotografierter Augenpartie einer Mitarbeiterin

Dankbarkeit – Fastenzeit 2018

Seit jeher war Menschen Dankbarkeit wichtig. In Zeiten, in denen die Medizin nicht so hochentwickelt war, wurde die Genesung nicht als selbstverständlich genommen. Menschen machten sich auf den Weg zu einem Wallfahrtsort, um z. B. für die Heilung etc. zu danken. Sie versuchten das Erlebte in einen Text oder einem Bild darzustellen, um dem Heiligen, der Gottesmutter oder einfach Gott zu danken.

Wir wollten diese alte fast vergessene Tradition aufgreifen und einladen kleine Tafeln der Dankbarkeit zu gestalten (z. B. mit einer Geschichte, einigen persönlichen Worten, einem Bild). Dazu wurde in der Kapelle ein Tisch mit kleinen Holztafeln, Mal- und Schreibutensilien aufgebaut, auf dem diese gestaltet werden konnten. Anschließend wurden sie von uns in regelmäßigen Abständen an den Glaswänden der Kapelle befestigt. Patienten, die nicht so mobil waren, brachte jemand vom Service eine Tafel zum Gestalten und auf Wunsch diese anschließend in die Kapelle zurück.

Das Leben als Geschenk zu sehen und für alles was dazugehört »Danke« zu sagen, ist der Weg, um zur Fülle des Lebens zu gelangen. Die Glücksforschung der »positiven Psychologie« bestätigt dies:

- Menschen, die Dankbarkeit bewusst und aktiv pflegen, leben stressfreier und sind daher weniger Burnout gefährdet.
- Die Beziehungen zu ihren Mitmenschen sind positiver und daher eine wichtige Ressource bei Problemen.
- Sie erleben ihr Leben intensiver und sind daher glücklicher als Menschen, die alles als selbstverständlich oder gleichgültig betrachten.

Gemma Kripperl schaun – Advent 2018

Die meisten von uns feiern Weihnachten. Wir alle haben unseren persönlichen, familiären, gesellschaftlichen oder religiösen Zugang zu diesem Fest. In der Klinik Diakonissen Linz machten sich ehren- und hauptamtliche Mitarbeitenden der verschiedensten Berufsgruppen mit den Figuren aus der Krippe auf einen adventlichen Weg. Dazu wurden Plakate mit Fotos der einzelnen Krippenfiguren angefertigt und im Haus verteilt aufgehängt. An diesen verschiedenen Orten und an ausgewählten Tagen gab es um 13:00 Uhr das Angebot eines kurzen, ansprechenden Impulses durch Kollegen aus dem Haus, die eine Art Patenschaft für je eine Krippenfigur übernommen haben. Mit persönlichen Gedanken hauchten die Paten der nostalgischen Figur neues Leben ein. Danach übersiedelte das Bild in unsere Kapelle und vervollständigte so Zug um Zug eine Art Adventkalender. Darüber hinaus ermutigten wir Mitarbeitende und Patienten, sich ein Herz zu fassen und ihre Gedanken zur jeweiligen Krippenfigur auf das Plakat zu schreiben. Durch dieses Schreibgespräch beschenkten wir uns gegenseitig und genossen diese Zeit des gemeinsamen Unterwegsseins.

»Das Leben zum Blühen bringen« – Fastenzeit 2019

Asche als Düngemittel – mit dieser Idee beschäftigte sich Heinrich Holzner vor Jahren im Rahmen seiner Dissertation (1999) mit dem Titel »Die Verwendung von Holzasche aus Biomassefeuerungen zur Düngung von Acker und Grünland«. Wichtige Stoffe sollen durch die Asche auf ökologische Weise dem Boden zurückgegeben werden. Mich erinnert das an den Aschermittwoch. Mit dem Aschenkreuz auf der Stirn und der Aufforderung »Mensch gedenke, dass du Staub bist und zum Staub zurückkehrest« werden Christen in die Fastenzeit gesendet. Wie würde ich mein Leben gestalten, was endlich loslassen, mit wem mich versöhnen und wie würde ich meine Zeit nützen, hätte ich nur wenige Wochen mit meinen Liebsten zu verbringen? Aus diesem Blickwinkel betrachtet kann sich das eine oder andere unserer Lebensführung kritisch hinterfragen lassen. Dadurch bekommt Verschobenes Platz und das Leben gewinnt eine neue Intensität. Solche »besonderen Pflänzchen« können im eigenen Leben aber nur wachsen, wenn die Seele Nahrung bekommt. Immer wieder erlebe ich, wie Menschen unbewusst sehr wohl diese Quelle suchen.

Unter dem Motto »Das Leben zum Blühen bringen« fragten wir in der Fastenzeit »Was braucht der Mensch?« und hielten Ausschau nach dem, was den Menschen spirituell nährt, damit Neues oder Wesentliches zu wachsen beginnt oder weiterwächst. Die wöchentlich wechselnden Impulse luden zum Innehalten ein, die in einem Flyer zusammengefasst und jede Woche neu auf dem Frühstückstablett der Patienten, in der Kapelle, der Cafeteria und den Sozialräumen aufgelegt wurden.

Darüber hinaus baten wir alle mitzuhelfen, unsere Kapelle zum Blühen zu bringen. Blumen aus zartem Seidenpapier sollten unsere Kapelle schmücken. Was schließlich mit über 150 Papierpompoms auch gelang (▶ Abb. 2.6). Anleitungen und Material wurden in der Kapelle, der Cafeteria und auf den Stationen bereitgestellt. Darüber hinaus ermutigten wir, sich eine entspannende Auszeit in der Kapelle zu gönnen. Lauschige Plätzchen mit Liegestühlen erwarteten dort die Besucher.

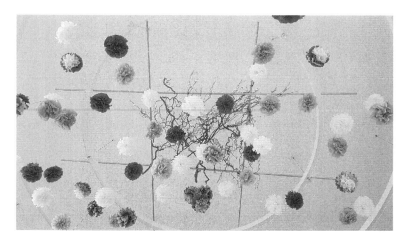

Abb. 2.6: Gefaltete Blumen von Mitarbeitenden und Patienten der Klinik befestigt an der Decke der Kapelle.

Sehnsuchtssterne – Advent 2019

Es gibt viele Versuche, den Stern von Bethlehem mit natürlichen Himmelserscheinungen zu erklären. Doch die zentrale Frage ist, warum die Sterndeuter laut Erzählung damals aufbrachen? Welche Sehnsucht trieb sie an? Mit einem Handchirurg der KDL und renommierten Hobbyastronom, befassten wir uns bei der Weihnachtfeier mit dieser Frage mit eindrücklichen Fotos von Sternenkonstellationen.

Im Lateinischen heißt Sehnsucht »desiderium«, abgeleitet vom Wort »sidera« – zu Deutsch: die Sterne. Wenn wir den Sternenhimmel anschauen, fühlen wir ja auch die Sehnsucht nach etwas Größerem, nach Heimat.

»Die Sehnsucht nach Liebe ist schon Liebe« schreibt Saint-Exupéry. Und wenn man die Sehnsucht nach Glauben, nach Liebe und Gott spürt, dann ist schon etwas von dem, wonach man sich sehnt, in einem selbst.

Davon erzählen auch die Gebrüder Grimm in der Geschichte vom armen Mädchen, dem Sterntalermädchen. Aus Kindertagen haben wir das Bild des vom Himmel fallenden Sterntalersegens als Belohnung für die guten Taten im Kopf. Doch in dem Märchen findet sich kein Hinweis auf eine Belohnung – es gibt keinen kausalen Zusammenhang zwischen dem freimütigen Weggeben der wenigen Habseligkeiten und dem Sterntalersegen. Vielmehr deckt sich das mit einer spirituellen Regel. Wer innerlich reich ist, zieht damit die Umstände an, innerlicher noch reicher zu werden.

Unsere Sehnsucht lässt uns aufbrechen, wie die Sterndeuter damals, um nach innerem Reichtum zu suchen. Wie die drei Sterndeuter fragten auch wir uns: »Was macht mich innerlich reich, was macht mein unmittelbares Umfeld reicher, was macht unsere Klinik, unsere Gesellschaft von innen her reicher?« An verschiedenen Adventtagen berichteten zu einer fixen Zeit jeweils drei Sterndeuter von ihrem Reichtum. Nach dieser kurzen Breakout-Session ging jeder wieder an seinen Arbeitsplatz. Wie dem Sterntalerkind ist auch jedem einzelnen von uns, als Kollegium und allen, denen wir davon erzählten dieser Sternensegen bewusst geworden.

Fastenzeit 2020

Eine Einladung für eine Fastengruppe haben wir drei im Haus tätigen haupt- und ehrenamtlichen Seelsorgerinnen 2020 ausgesprochen. Leider mussten wir nach zwei Abenden aufgrund der Coronakrise die Gruppentreffen absagen.

Hilfreich ist es, sich immer wieder über verschiedene Medien mit Aspekten von Spiritual Care auseinanderzusetzten, z. B. durch einen Beitrag bei einem lokalen Fernsehsender, in Zeitungsartikeln und internen Medien wie dem »Mitarbeiter Aktuell« und dem Klinikmagazin »Mir zuliebe« für Patienten.

Bewusstseinsbildend wirkte der Besuch des 2. Lehrganges des MAS Spiritual Care der Universität Basel von 10.–12. Mai 2019 in Linz und Gallneukirchen. Am ersten Abend gab es eine Podiumsdiskussion mit Vertretern des Vorstandes und der Leitung der Abteilung »Diakonische Identität« und anschließend Begegnungsmöglichkeiten von Führungskräften des Diakoniewerkes mit den Schweizer Gästen. Der Samstag war gefüllt mit interessanten Vorträgen in der Klinik Diakonissen Linz. Am Sonntag fanden Begegnungen von Einwohnern und Interessierten aus Gallneukirchen mit

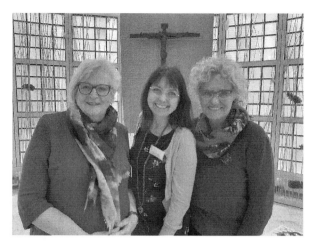

Abb. 2.7: (von links nach rechts) Ingrid Krieger (ehrenamtliche evangelische Seelsorgerin), Doris Wierzbicki (Leitung Seelsorge), Gudrun Wandl (ehrenamtliche katholische Seelsorgerin)

Teilnehmenden und Professoren der Universität Basel nach einem gemeinsamen Gottesdienst mit Inhalten von Spiritual Care statt.

Key Messages

- Abwechselnd christlich und säkular spirituelle Inhalte
- Einbindung möglichst vieler verschiedener Mitarbeitenden
- Dezentrale Angebote mit zentrierenden Aspekten in der Kapelle

2.5 Erfahrungen mit Spiritual Care aus der Praxis

Was ist eigentlich Spiritual Care? Mit dieser Frage wurde ich immer wieder konfrontiert. Doch sehr schnell begriff ich, dass die theoretische Erklärung wenig begeistern konnte. Eine Geschäftsführung des Diakoniewerkes Oberösterreich und die Leitung Personalmanagement und Geschäftsführung der Diakonie Akademie bemühten sich um ein tieferes Verstehen. Sie befragten Leitungsmitglieder und Mitarbeitende nach ihren Erfahrungen mit den Fortbildungstagen in Spiritual Care einerseits und den spürbaren Veränderungen im Haus andererseits. Dabei wurde erkennbar, wie sehr der Funke übersprang und schwer Beschreibbares plötzlich plausibler und einleuchtend wirkte. Wir setzten daher dieses Format der Befragung auch in anderen Gremien, wie z. B. dem Kulturausschuss des Kuratoriums des Diakoniewerkes und bei Vertretern interessierter Institutionen von außen, fort.

Ich lernte daraus, wie wichtig es ist meine Kollegen aus den verschiedenen Ebenen und Bereichen selbst zu Wort kommen und erzählen zu lassen, wie sie Spiritual Care und die Auswirkungen erleben.

»Die Entscheidung der Geschäftsleitung die genannten finanziellen Ressourcen frei-zugeben, geschah in Erwartung und gleichzeitig aus der tiefen Überzeugung, dass Spiritual Care nachhaltig die Beziehungsqualität zwischen unserem Personal und den Patienten, aber auch zwischen den Mitarbeitenden auf eine neue Ebene hebt. Darüber hinaus wird die ganze Organisation von der externen Reinigungskraft bis zur Ge-schäftsleitung in ihrem kommunikativen Agieren davon positiv erfasst. Was ist damit gemeint?

In Spiritual Care sensibilisierte Mitarbeitende achten auch auf die seelisch-geistigen Bedürfnisse, die klar über medizinische oder pflegerische Bedürfnisse hinaus-gehen.

Sie gestalten dementsprechend ihre Kontakte zu den Patienten, was wiederum diesen gut tut, zu mehr Wohlbefinden führt und aufseiten des Personals die Arbeits- und Berufszu-friedenheit steigert.

Da die jeweils individuelle Spiritualität eine besondere Dimension des menschlichen Daseins darstellt und somit im Sinne von Spiritual Care auch die »Sorge« darum, wollen wir diesen Ansatz in unserem betrieblichen Agieren keinesfalls »verzwecken«. Vielmehr sehen wir dieses Konzept als moderne Interpretation der »mission«, der Mission unseres Eigen-tümers, dem Evangelischen Diakoniewerk Gallneukirchen bzw. der dieser vorgelagerten jesuanisch-christlichen Nächstenliebe. Wenn uns dies gelingt, nehmen wir jedoch die posi-tiven Effekte, wie einen guten Ruf durch rundum zufriedene Patienten, motivierte und treue Mitarbeitende sowie Umsicht und Achtsamkeit im ganzen Betriebsgeschehen, gerne und dankbar auch wirtschaftlich in Kauf.«
Mag. Siegbert Hanak – Bereichsleitung Finanzen, Klinik Diakonissen Linz

»Was hat sich seit der Einführung von Spiritual Care in der Klinik Diakonissen verändert? Viel!

Sehr vieles hat sich verändert. Spürbar ist es in meinem täglichen Erleben, beson-ders in der Patientenbetreuung, im Umgang der Pflegemitarbeitenden miteinander und in der bewussten Reflexion der eigenen Persönlichkeit jedes einzelnen Mitarbei-tenden.

Bei der Patientenbetreuung als erste Ebene ist es die aufmerksame Wahrnehmung von spirituellen Bedürfnissen der ihnen anvertrauten Patienten. Die aufmerksame Kommuni-kation bei jeder Begegnung oder Pflegetätigkeit ermöglicht das Wahrnehmen der Sorgen oder Probleme von Patienten. Die Mitarbeitenden können viel differenzierter wahrnehmen, wo steht der Patient, was braucht er gerade.

Der achtsame Umgang und die Toleranz zwischen den Pflegemitarbeitenden sind die zweite Ebene, die seit der Einführung von Spiritual Care besonders auffällt. Es gelingt hier intern für den nötigen Ausgleich zu sorgen, und Konflikte entstehen dadurch meist erst gar nicht.

Die dritte Ebene sind die Pflegepersonen selbst. Durch Spiritual Care gelingt es ihnen, selbst Psychohygiene zu betreiben und auf die eigenen Ressourcen und Kraftquellen zu schauen, die ihnen für die Pflege am Menschen wieder genügend Kraft geben.

Denn ich glaube, nur wer selbst Kraft schöpfen kann, achtsam auf sich schaut und Sinn in seinem Tun findet, kann dies auch bei anderen anwenden und so Spiritual Care im alltäg-lichen Leben einbringen und zum Wirken bringen.«
Mag. Susanne Gringinger MAS - Pflegedienstleitung Klinik Diakonissen Linz

»Die Schulung des Personals durch die Fokus Tage brachte uns in den Teams und in der Arbeit mit den Patienten ein großes Stück weiter, und es ist eine große Bereicherung. Nun sind die Angebote nicht nur für religiöse Mitarbeitende wie früher, sondern für alle. Jeder hat mit seiner Spiritualität, sofern sie heilsam wirkt – Platz.«
Edith Weiß – Mitarbeiterin in der Pflege seit 40 Jahren, Klinik Diakonissen Linz

»Eine Operation ist immer eine Ausnahmesituation. Aktives Zuhören hilft, dass wir dem Patienten Ängste und Sorgen schon im Vorfeld nehmen. Es ist in unserem Bereich entscheidend, ein guter Zuhörer zu sein.

Die Notwendigkeit von Spiritual Care ist mir im täglichen Patientenkontakt richtig bewusst geworden. Unsere Fortbildungen bei Spiritual Care haben das Bewusstsein für Patientenbedürfnisse noch geschärft.

Zusätzlich haben wir gelernt, dass wir für uns selbst Inseln (Rettungsinseln) schaffen. Jeder Mensch hat seine eigenen Kraftquellen.«

Birgit Lehner – OP-Planung Klinik Diakonissen Linz

»Nachdem ich ins Spital gekommen bin und mich die freundliche, Ruhe ausstrahlende Krankenschwester in Empfang genommen hatte, hat sie mir im Zimmer geholfen meine persönlichen Sachen wegzuräumen. Dann begleitete sie mich zum Aufnahmegespräch mit dem Arzt.

Obwohl ich aufgeregt und ängstlich war, habe ich sofort bemerkt, dass sich der Arzt bemühte, mir zu helfen und die ganze Situation zu entspannen und zu beruhigen. Er hörte mir sehr aufmerksam zu, beantwortete meine Fragen für mich verständlich und ausführlich. Manches Mal hat er nachgefragt, was ich mit meiner Bemerkung gemeint habe und hat mir seine Sicht des Problems gesagt. Beispielsweise habe ich angemerkt, dass ich auf eine Reanimation verzichten möchte, sollte bei der OP etwas schief gehen. Er ging sofort darauf ein, fragte nach und bot mir ein Gespräch mit der Seelsorge an. Das hat mich überrascht und gutgetan, dass er nicht einfach darüber hinweggegangen ist.

In den folgenden Tagen haben mich die sehr aufmerksamen Schwestern freundlich begleitet. Sie sind mir mit viel Ruhe begegnet, obwohl ich mir denke, dass sie genug anderes zu tun gehabt hätten. Nie haben sie mich spüren lassen, dass sie keine Zeit hätten oder dass ich lästig wäre. Sie haben immer wieder nach mir geschaut und mich mit kurzen Gesprächen auf andere Gedanken gebracht, wenn es mir schlecht gegangen ist und ich Schmerzen und Angst hatte. Sie haben mir auch andere nette, freundliche und kompetente Gesprächspartner geschickt, damit neue, persönlichere Gesichtspunkte angesprochen werden konnten. Genauso wurden aber auch mein Mann und meine Familie in diese Gespräche eingebunden und dadurch die Situationen entspannt. Die Gespräche waren für meine Familie sehr wichtig, haben ja unter diesen Gegebenheiten genauso gelitten. So war der Aufenthalt hier im Spital mit der guten Betreuung für mich und meine Familie sehr beruhigend und wertvoll für uns. Hier ist das irgendwie anders.«

Elisabeth Rosenmayr – Patientin Klinik Diakonissen Linz

»Spiritual Care ist ein Handwerkszeug, eine Unterstützungsmöglichkeit, um eine problematische Schieflage zu entlasten. Menschen, die von einer Erkrankung betroffen sind, stehen in Abhängigkeit von Menschen, die sie behandeln, der Ärzteschaft, der Pflege und alle Mitarbeitenden, bis zur Rezeption, um Heilung zu ermöglichen. Hierher kommen Menschen mit Erkrankungen und mit ihren Sorgen: »Wie wird es weitergehen? Wird die Sache gut gehen?« bis hin zu der Frage: »Kann ich mein Leben wieder so fortsetzten wie bisher?«

Unsere Achtsamkeit zu verbessern, unsere Sensibilität weiter zu entwickeln, dabei soll Spiritual Care uns helfen und dem wollen wir uns auch gerne widmen. Spiritual Care ist eine Haltung, die nicht aufgesetzt wird, vorgeschrieben wird, sondern wir versuchen mit Doris Wierzbicki und dem Team von Spiritual Care unsere Haltung zu verbessern, um Menschen gesamthafter in ihren Nuancen und Feinheiten wahrzunehmen.

Das ist nicht etwas, was nur in der Zweierbeziehung Arzt – Patient passiert. Sondern es ereignet sich zwischen Ärzten und Mitarbeitenden, Mitarbeitenden untereinander, dem Mitarbeitenden zu Patientinnen und Patienten, von Patienten zu Patienten. Es ist ein Funke, der überspringt, etwas, was wir nicht darstellen oder messen können, dass wir nur im Bauchgefühl intrinsisch erleben können. Bei unserer hoch konzentrierten und exakt strukturierten Arbeit in allen Bereichen der Klinik stehen wir unter großer Anspannung. So nach dem Motto: Es darf nichts schief gehen. Trotz Null-Fehler-Toleranz braucht es Humor,

Empathie und Intimität. Und das ist auch die Besonderheit, die wir hier mit unseren Ärzten entwickeln, dass sie nicht nur das fachliche, medizinische erklärende Gespräch führen, sondern auch das Sensorium für das Umfeld haben wie z. B. Ist der-/diejenige anschließend gut versorgt? Welche Sorgen quälen jemanden?

Es braucht dieses Einlassen auf Intimität. Es spricht nicht der Facharzt, der Fachmann, die Diplompflegekraft, die Fachfrau zum Patienten, sondern der Mensch zum Menschen mit all seiner Authentizität, in seiner Persönlichkeit und Offenheit – auch wenn die Beziehung für die Dauer der Behandlung eine begrenzte ist. In diesem Sinne wollen wir uns auf die Patienten wie Gastgeber einlassen. Wir wollen hier eine Herberge sein, wo wir die Menschen bestmöglich fachlich versorgen und in ihrer Persönlichkeit begleiten. Wir wollen Spiritual Care leben, wir leben Spiritual Care.«

Primar Dr. Josef Macher – Geschäftsführer und ärztlicher Leiter der Klinik Diakonissen Linz

2.6   Reflexionen von außen

Von 10.–12. Mai 2019 besuchte der 2. MAS Studiengang Spiritual Care der Universität Basel die Klinik Diakonissen Linz und das Diakoniewerk, um sich mit unseren ersten erfolgreichen Schritten der Umsetzungsphase und den ersten Resultaten auseinanderzusetzen.

Carmen Martina Pipola Steinger, Teilnehmerin des Lehrgangs, hat sich als erfahrene Organisationsentwicklerin mit den Anforderungen zur Einführung von Spiritual Care in einer Gesundheitsorganisation anhand eines konkreten Beispiels auseinandergesetzt. Aus ihrer geschulten Sicht hat sie folgende Komponenten aus unserer Klinik aufgegriffen, die den Erfolg der Implementierung von Spiritual Care möglich gemacht haben:

- »Die Einführung von Spiritual Care wird von der obersten Geschäftsleitung sowie von der Eigentümerschaft finanziell sowie inhaltlich unterstützt.
- Es sind (…) Seelsorger am Werk, welche dieses Ziel mit Herzblut verfolgen und umsetzen, es im Geiste mit der Haltung von »Denken Sie völlig frei – machen Sie es so, wie Sie es für richtig halten« umsetzen.
- Es gibt keine »grauen Eminenzen« und keine »hidden agenda«.
- Begonnen hat man mit der Benennung des Leitsatzes: »Der Mensch besteht aus Körper, Geist und Seele und zwar zu gleichen Teilen« und dem Satz »Geht es den Mitarbeitenden gut, geht es den Bewohnern (Patienten) gut« (von der Pflegedienstleitung Sonnenhof-Lenaupark).
- Das Klinikleitbild unterstützt die Einführung von Spiritual Care wie folgt: »Wir achten jeden Menschen in seiner Einheit von Körper, Seele, Geist, seine Hoffnungen und Ängste. Seine Lebenshaltung und seine spirituellen Bedürfnisse nehmen wir ebenso ernst wie seine körperlichen Leiden.«
- Mittels Mitarbeiterbefragung wurden Parameter bestimmt, welche vor der Einführung und während des Fortbildungsprogramms gemessen wurden. Das Re-

sultat der Umfrage zeigt folgendes: Die Mitarbeiterzufriedenheit ist gestiegen« (Genauere Ausführungen in Steinger 2019, S. 20).

Steinger führt die Wahrnehmungen der Leitung, der Mitarbeitenden, die Rückmeldungen aus den Patientenfragebögen und aus Gesprächen an. Dabei ist aufgefallen, dass die Fluktuationsrate bei Mitarbeitenden drastisch gesunken ist. Die Klinik Diakonissen Linz erhält nun sogar Blindbewerbungen, da sich offenbar dieser gute Geist, wie die Einführung von Spiritual Care liebevoll benannt wird, bereits herumgesprochen hat. Patienten fühlen sich besser aufgehoben und würden die Klinik deshalb weiterempfehlen (Steinger 2019). »Zudem sei es ein Geschenk, wenn die richtigen Menschen zum richtigen Zeitpunkt mit denselben Zielen zusammenkommen. Und es bedarf der Beziehungsarbeit, um Ärzte und Mitarbeitende zum Mitmachen zu gewinnen« (Steinger 2019, S. 23).

2.7 Spiritual Care und Seelsorge-Schulungen mit Krankenhaus- und Altenheimseelsorgern

Immer wieder wurde ich für einen Workshop oder einen Schulungstag für ehren- und hauptamtliche Kollegen in der Altenheim- und Krankenhausseelsorge sowohl in Linz als auch in St. Pölten und Wien eingeladen. Ebenso beschäftigte uns im Diakoniewerk intensiv die Frage, wie Spiritual Care und Seelsorge zusammengehen können.

Spiritual Care statt Seelsorge? fragt Doris Nauer mit ihrem Buchtitel nach diesem Verhältnis. (Nauer 2015). In der Art und Weise, wie sie die Vielschichtigkeit dieses Themas behandelt und dabei viele verschiedene Protagonisten zu Wort kommen lässt, gibt sie mit ihren 15 Thesen am Ende ihres Buches hilfreiche Denkansätze. Es sind durchaus Schwächen in beiden Polen zu entdecken, doch wenn man die Zusammenschau wagt, kann man mit einem differenzierten Bild gut arbeiten und einen Zugang entwickeln, der für Patienten, Bewohner und Klienten hilfreich sein kann.

Gemäß der Theologin Lydia Maidl bildet sich religiöse und spirituelle Identität heute in vielschichtiger Weise, aber immer weniger durch eine ausschließliche Sozialisation in einem einzigen religiösen oder konfessionellen Bezugssystem aus. Aufgrund von Migration und Globalisierung hat die Begegnung mit Menschen unterschiedlicher Religionen Rückwirkung auf das eigene Selbstverständnis. In der Gesundheitsversorgung ist das Thema kultur- und religionssensibler Pflege schon lange etabliert (Maidl 2020).

Meines Erachtens lässt sich dies beispielsweise im Diakoniewerk nicht nur im Gesundheitsbereich, sondern darüber hinaus auch im Bildungs- und Betreuungsbereich beobachten. Auch erlebe ich das immer wieder bei Interviewanfragen von Studenten für ihre Bachelor- und Masterarbeiten, in denen intensiv auf verschiedenste Art und Weise der spirituellen Dimension in der Sozialarbeit nachgegangen wird. Gefragt wird dabei nach den Voraussetzungen bei den Pflegenden und Betreuenden, um Patienten, Bewohner und Klienten angemessen begleiten zu können.

Der Aussage von Lydia Maidl zufolge kommt dabei kaum in den Blick, welche Rückwirkungen dies für Mitarbeitende selbst in ihrem religiösen/spirituellen Selbstverständnis hat. Basierend auf dem Ankerbeispiel der Klinik Diakonissen Linz versucht nun das Diakoniewerk sich dieser Dimension, bewusst zu werden.

Welche Auswirkungen haben die Schulungen von Mitarbeitenden im Wahrnehmen von spirituellen Bedürfnissen?[15] Dabei geht es, wie der diakonisch-theologische Vorstand des Diakoniewerkes in seinem Konzept zu »Innovation Center Spiritual Care in Organisations« (ISCO) feststellt, um eine Wiedergewinnung einer gemeinsamen spirituellen Dimension (säkular und religiös). Begeisternde Elemente sind dabei:

- authentisches, spirituell persönlich reflektiertes und positioniertes, sinnorientiertes Leadership
- ein ganzheitlicher, personenorientierter Care-Ansatz im Berufsverständnis und auch interprofessionell
- ein wirksam-geplanter Kulturwandel und Erfolgsbeitrag im Kontext innovativer Organisationsentwicklung

Was bedeutet das nun für die Rolle von Spiritual Care in Institutionen und für die Institutionen selbst, die mit dem Schatz ihrer Identität und Tradition kulturell und spirituell in eine neue Zeit gehen wollen? Für eine Institution, welche geprägt ist von kultureller und religiöser Vielfalt in jeder Hinsicht, durch neue ganzheitliche Mitarbeiter- und Klientenerwartungen und durch innovative Kultur- und Entwicklungsanforderungen in Organisationen? (Wettreck 2020)

Ein Konzept für Spiritual Care und Seelsorge beispielsweise in den 200 Standorten im Diakoniewerk ist eine enorme Herausforderung, um der Vielfalt auf allen Ebenen (Einrichtungen, Führungskräfte, Mitarbeitenden, Institutionen, Patienten, Bewohnern, Klienten, haupt- und teilweise ehrenamtlichen Seelsorgern und den kirchlich institutionalisierten Angeboten) gerecht zu werden. Darüber hinaus ist zu bedenken, dass gerade innerhalb der Kirchen durch strukturelle Umbauprozesse nach wie vor massive inhaltliche Richtungsdiskussionen geführt werden. Auch wenn der Theologe Rainer Bucher eine Kirche mit einem »entschlossenen Habitus-Wechsel, weg von Erhabenheit, Selbstverständlichkeitsvermutung und Selbstzentriertheit, hin zu Demut Aufmerksamkeit und Solidarität« einmahnt (Bucher 2018), so kann ich diesen Bewusstseinswandel noch nicht überall orten.

Darauf basierend möchte ich die Frage weiter behandeln, wie das Zusammenwirken von Spiritual Care und Seelsorge auch auf den Führungsebenen und den kirchlichen Institutionen aussehen kann, und welche Kompetenzen von Spiritual

---

15 In meiner Masterarbeit und in den nachfolgenden Evaluationen (▶ Kap. 1.5 und ▶ Kap. 2.8) lässt sich darstellen, dass mit dem Ansteigen des Bezugs zur Spiritualität (in welcher Form auch immer), die Kompetenzen von Mitarbeitenden in diesem Bereich besser eingesetzt werden können.

Care für Seelsorger hilfreich sein können, damit eine tiefere Identifikation und eine stärkere Motivation energetisieren in Organisationen wirken kann.

Es gibt verschiedene Ansätze, wie das Zusammenspiel von Seelsorge und Spiritual Care funktionieren kann. Hilfreich für ein vertieftes Verständnis erscheint mit unter anderem der Zugang von Eckhard Frick (2020).

> »Spiritual Care(SC) steht in einem dynamischen Spannungsfeld zwischen Spezialisten- und Generalistentum einerseits und zwischen einem partikulären Ansatz (z. B. für eine Religionsgemeinschaft spezifischen) und einem universalistischen andererseits« (Balboni und Balboni 2019; Liefbroer et al. 2019).

Aus diesen Polen ergeben sich die in Abbildung 2.8 eingetragenen Paarungen Generalist Universalist (GU), Generalist Particularist (GP), Specialist Particularist (SP), Specialist Universalist (SU).

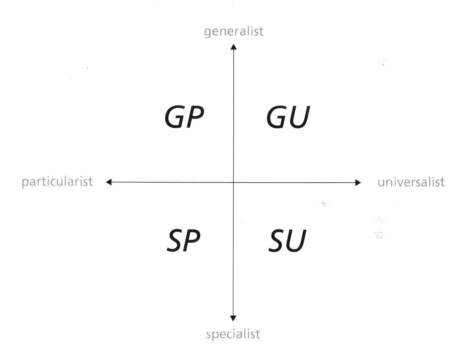

Abb. 2.8: Professionalisierungs- und Universalisierungsgrad von Spiritual Care (modifiziert nach: Liefbroer et al. 2019)

Die Y-Achse (vertikal) auf der Abbildung 2.8 bildet in den Gesundheitsberufen die Fort- und Weiterbildung ab (z. B. Fachpflegeperson für Intensivpflege, Facharzt für Chirurgie vs. Allgemeinmedizin/Basis- Krankenpflege). Mit »particularist« ist die eigene religiös-spirituelle Beheimatung gemeint, während »universalist« eine breite interreligiöse und spirituelle Offenheit meint. Abbildung 2.9 zeigt, wie sich die Paarungen GU, GP, SP, SU im Dreieck der konfessionellen, professionellen und persönlichen Orientierung verorten: Die beiden Paarungen mit »particularist« lassen sich in einem Kontinuum zwischen »confessional« und »personal« lokalisieren, weit entfernt von der »professional«-Spitze des Dreiecks SP befindet sich in der konfessionellen Ecke (z. B. ein Seelsorger klassischer Art, der spezielle Dienste nur den Angehörigen der eigenen Glaubensgemeinschaft anbietet), GP hingegen ist wenig spezialisiert/fortgebildet, folgt ebenfalls der eigenen religiös-spirituellen Heimat und liegt näher an der »personal«-Ecke. Nahe am »professional«-Pol liegt der universalistische Generalist GU, der nicht spirituell spezialisiert und auch nicht auf seinen eigenen Ursprung festgelegt ist. Der universalistische Spezialist SU hingegen hat sowohl eine hohe spirituelle Kompetenz als auch eine Offenheit für spirituelle Diversität (z. B. eine fortgebildete kirchliche Seelsorgerin, die auch Muslime und agnostische Patienten begleitet, ein ebenso qualifizierter Facharzt für Spirituelle Medizin, eine kanadische intervenante en soins spirituels oder ein niederländischer geestelijk verzorger) (Frick 2020).

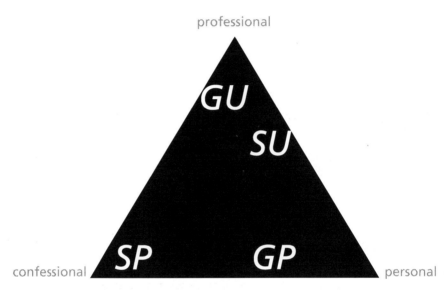

Abb. 2.9: Professionelle, konfessionelle und persönliche Orientierung im spirituellen Feld (modifiziert nach: Liefbroer et al. 2019)

Anhand der Abbildung 2.10 wird deutlich, wie wichtig es in einem ganzheitlichen Behandlungs-, Betreuungs-, und Begleitzuganges ist, auf spirituell universalistische Kompetenzen zurückgreifen zu können.

Gerade wenn man von Seelsorge als einem integralen Bestandteil der Unternehmensprozesse spricht, könnte der in Spiritual Care geschulten Seelsorge mit der jeweiligen Leitung der Einrichtung und in Kooperation mit der Fachexpertise von Mitarbeitenden von ISCO im Implementierungsprozess von Spiritual Care viele unterstützende Aufgaben zukommen.

Während des ersten Shutdowns aufgrund der Corona Welle im März 2020 zeigte sich, dass in Krankenhäusern, Pflege- und Betreuungseinrichtungen sogar hauptamtliche Seelsorger weitestgehend von Patienten, und Klienten und Bewohnern ferngehalten werden mussten. Dabei wurde deutlich, wie sehr die seelisch spirituelle Dimension »auf der Strecke« blieb und Mitarbeitende der Pflege damit allein gelassen wurden.

Im Sinne eines ganzheitlichen Behandlungs-, Betreuungs- und Begleitansatzes ist es unbedingt notwendig, Seelsorge als integralen Bestandteil in einem Unternehmen und Team zu betrachten (▶ Abb. 2.10) und Seelsorger dementsprechend mit den

Strategische Herausforderungen I

Rollenwandel der Seelsorger*innen in Richtung Integration in die diakonische Organisation und ihre Prozesse (statt Additivität der Seelsorge in säkularen Organisationen)

- Wie verändert sich die Rolle der Seelsorger*innen/Theolog*innen in einem modernen diakonischen Unternehmen?

- Extern vs. Integral – Rollenwandel im Spannungsfeld unterschiedlicher Integrationsformen moderner Seelsorge:

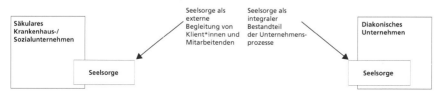

Abb. 2.10: Unterschied Seelsorge als integraler oder externer Bestandteil der Unternehmensprozesse (aus dem Seelsorgekonzept Diakoniewerk vom 05.08.2020, Folie 6, adapt. Graphik von Dr. Rainer Wettreck, diakonisch-theologischer Vorstand)

nötigen Kompetenzen wie z. B. einem hohen Reflexionsniveau im Umgang mit anderen spirituellen Zugängen auszustatten.

Auch wenn von manchen Seelsorgern behauptet wird – »Spiritual Care mache ich schon immer – man nennt es heute einfach anders«, können das meine Beobachtungen nicht immer bestätigen. Aus der Reflexion meiner eigenen spirituellen Sprachentwicklung und meines beruflichen Selbstverständnisses merke ich, dass es für einen offenen Spiritualitätsbezug eine längere intensive Auseinandersetzung braucht.

»Du brauchst uns nicht mit den vielen verschiedenen Definitionen von Spiritualität erklären, was Spiritualität ist – wir wissen, was Spiritualität ist« (Zitat einer Kollegin bei einer Spiritual Care Fortbildung). Dieses Selbstverständnis bringt sehr gut auf den Punkt, warum Seelsorge nicht immer diese fachliche Akzeptanz genießt, die sich viele meiner Kollegen wünschen. Wir haben nicht mehr diesen Monopolanspruch, zu definieren was Spiritualität ist. Auch wenn diese Erkenntnis kognitiv weitestgehend in meiner Berufsgruppe angekommen ist, so beobachte ich in den Reaktionen der Seelsorge auf spirituelle Äußerungen und Haltungen der Kollegen im Gesundheitsbereich nicht immer die Akzeptanz der Andersartigkeit. Sehr schnell sind dann Wertungen vonseiten der Seelsorger zu spüren. Auch fehlt oft bezüglich der spirituellen Diversität des Personals die nötige Sprachsensibilität z. B. in der Einleitung zu Impulsen. Es macht einen Unterschied ein Gebet mit »Wir beten« oder »Lasset uns beten« einzuleiten oder mit: »Aufgrund meines spirituellen christlichen Hintergrundes erlebe ich Gott wie einen guten Vater, eine gute Mutter. Jeden, für den es passt, lade ich ein jenes Gebet mit mir zu sprechen, das uns seit Jahrtausenden begleitet.«

Methodik:

 Eine sehr hilfreiche Übung ist jene, sich kritisch mit den eigenen Gottesbildern auseinander zu setzen, welche ich im Rahmen eines Seminars von der Theologin und Philosophin Katharina Ceming kennengelernt habe.

Die Frage nach der Existenz und dem Aussehen Gottes beschäftigt die Menschheitsgeschichte seit Anbeginn: Ist Gott eine Person, alldurchdringend oder das unteilbare Eine? Jede spirituelle Tradition hat dazu eine andere Beschreibung.

»Die Religionen sind Glasfenster einer großen Kathedrale. Alle versuchen sie etwas in den Glasfenstern über das Licht dahinter auszusagen, und alle sagen etwas anderes aus. Entsprechend ihrer Kultur, Bildung, Zeit, Zeitgeschichte. Aber alle werden vom gleichen Licht beleuchtet. Es geht immer darum, das gleiche Licht zu erfahren, das die verschiedenen Glasfenster dahinter erleuchtet.« (Willigis Jäger in Dörmann 2014)

»Das Licht – oder das Allerhöchste – ist jenseits aller Perspektiven.« So sieht es Willigis Jäger. Doch was ist mit den Glasfenstern? Die Glasfenster sind Perspektiven, die auf das Licht verweisen. Und jede dieser Perspektiven trägt zur Entwicklung unserer Weltsicht, unseres Bewusstseins und Gewahrseins auf eine einzige Art und Weise bei. Beides ist nicht voneinander zu trennen.« ... »Wir sollten die Glasfenster in ihrer Schönheit anerkennen, sie bisweilen putzen und gegebenenfalls auch erneuern. Ich denke, dass wir Sichtweisen für unser ganz alltägliches Leben brauchen, um das Licht sowohl rational als auch emotional erfassen zu können; um zu begreifen, was eigentlich unbegreifbar ist. Und wenn ich die Glasfenster (Weltsichten) nicht putze und – falls nötig – erneuere, scheint immer weniger Licht hindurch.« (Dörmann 2014)

Nicht nur Katharina Ceming beschäftigte sich als Theologin mit diesen verschiedenen Perspektiven von Ken Wilber und Andrew Cohen, sondern auch z. B. Helmut Dörmann, Gestalttherapeut, ausgebildet in Buddhistischer Psychologie. Das ist ein praktisches Beispiel wie sehr Spiritualität in der Psychologie Einzug gehalten hat und dort auch in Seminaren gelehrt wird.

Ich-Perspektive (personale Mystik) (z. B. Jesus, Maria, Allah, ...)
Du-Perspektive (a-personale Mystik) (z. B. göttliche Kraft, Energie, Liebe, ...)
Es-Perspektive (Naturmystik) (z. B. Sonne, Quelle, Berg, ...)
Gruppenarbeit (z. B. 15 Teilnehmende in drei Gruppen)
drei laminierte Blätter (zu je Ich-, Du-, Es- Perspektive) liegen am Boden, jeweils Stühle herum
drei verschiedenfarbige Kartenstöße
Es werden Gottesnamen in jedem Bereich gesucht. Pro Gruppe 5 Min. dann Wechsel
Präsentation der drei Gesichter
Fragebogen Einzelarbeit
Impulsfragen:
   1. Wo bin ich mehr zuhause?
   2. Mit welchen Gottesnamen/-bildern tue ich mir schwer?
   3. Was lösen manche Gottesbilder in mir aus? (fünf vertraute + fünf fremde Bilder)
   4. Wo sind Menschen mit einer säkularen Spiritualität mehr daheim?

5. Wie geht es mir mit dieser Fülle an verschiedenen Spiritualitäten? Was löst das emotional aus?
6. Wie und bei wem können wir dieses Wissen/Werkzeug für uns nutzen?

Austausch in 3er Gruppen (wie vorher)
Bericht der Gruppen im Plenum – Quintessenzen (auf einem Plakat)
Flipchart Papier

Erfahrungen:

Es ist immer wieder spannend, dass man trotz großer Offenheit auf Gottesbilder stößt, die einen befremden und mit denen man sich schwerer tut, als man glaubt. Hilfreich an dieser Erkenntnis ist der oft darauffolgende bewusstere Umgang mit ihnen.

Vertraute Gottesbilder verleiten dazu, in diesen Kategorien auch sprachliche Bilder zu bevorzugen, die in einem gewissen Umfeld zur Einseitigkeit führen oder Widerstand erzeugen können.

> **Key Messages**
>
> - Bewusste Weiterbildung und Auseinandersetzung mit und in Spiritual Care
> - Seelsorge als integrativer Bestandteil einer Institution

2.8 Evaluationsergebnisse mit Ausblick

Ab Sommer 2021 können wir allein in der Klinik Diakonissen Linz auf 18 Fokus Tage, 12 Follow ups 1 und 8 Follow ups 2 mit in Summe 370 Teilnehmende zurückblicken. Damit ergibt sich für die Gruppe 1 (patientennahes Personal) bereits eine Schulungsquote von durchschnittlich 80 %.

Weiters hat der größte Teil der Mitglieder aus dem Arbeitskreis Spiritualität an einer Multiplikatorenschulung teilgenommen. Ihre Aufgabe ist es, in Dienstbesprechungen mit Kollegen »Situationsbesprechungen aus der Praxis« anzuleiten.

Ebenso wurde für die Fachärzte, die in der Klinik als Belegärzte arbeiten, eine Einführung in Spiritual Care angeboten, welche vom überwiegenden Teil besucht und sehr wohlwollend aufgenommen wurde. Selbst die Geschäftsführer und Bereichsleitungen absolvierten auf eigenen Wunsch einen speziell für sie konzipierten Fokus Tag.

Laut meinen Evaluationsergebnissen sind Kompetenzen, die in der Kultur einer Institution einen weniger hohen Stellenwert genießen, den Mitarbeitenden schwerer vermittelbar. Umgekehrt dient dieses Wissen einer Institution, kritisch zu reflektieren, welche Haltungen man in der eigenen Organisation noch weiterentwickeln kann. Die bereits vorgestellten Basiskompetenzen der Autoren Körtner, Doris Nauer, Birgit und Andreas Heller stellen für eine Institution eine durchaus sinnvolle Reflexionsfolie dar. Der Benefit daraus lässt sich in der Klink Diakonissen Linz gut beobachten. Anfänglich wurde bei den Fokus Tagen z. B. Wertschätzung als eher unbedeutend eingestuft (▶ Kap. 2). Dies änderte sich kontinuierlich im Laufe der Umsetzung des Fortbildungskonzeptes.

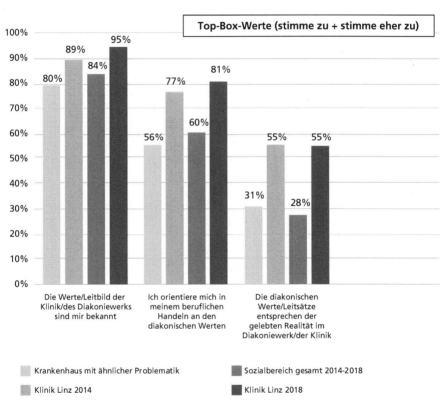

Abb. 2.11: Diakonische Identifikation der Mitarbeiter im Vergleich Diakoniewerk – Klinik Diakonissen Linz etc.

Durch die Implementierung von Spiritual Care hat sich laut Rückmeldung verschiedener Mitarbeitenden das Arbeitsklima und der Umgang untereinander sehr verbessert. Dies deckt sich auch mit den Ergebnissen der Mitarbeiterbefragung von 2018 (▶ Abb. 2.11).

Die Werte der oben dargestellten Graphik basieren auf den Daten von Mitarbeiterbefragungen des Diakoniewerkes. Sie veranschaulichen die hohe diakonische

Identifikation der Mitarbeitenden im Vergleich mit einer anderen dem Diakonie-werk bekannten Klinik bzw. mit dem österreichischen Sozialbereich insgesamt. Zwischen den geschulten Basishaltungen in Spiritual Care und diakonischen Werten gibt es viele Parallelen.

Durch die Fortbildungsangebote steigt nicht nur die Wahrnehmung spiritueller Bedürfnisse und die Arbeitszufriedenheit, sondern nach Einschätzung einiger Mit-arbeitenden auch die Pflegequalität und die Zufriedenheit der Patienten. »So ein Pflegepersonal würde man jedem Krankenhaus gönnen! Erstklassig in jeder Bezie-hung« (Anmerkungen zur Betreuung, Patientenfragebogen Klinik Diakonissen Linz 2018).

Das Wahrnehmen und das heilsame Eingehen auf spirituelle Patientenbedürfnisse kostet in der Einführungsphase Zeit. Im Gegenzug ist aber mittlerweile zu beob-achten, dass Zeit und Material immer mehr eingespart werden kann, wenn Patienten sich wahrgenommen fühlen und sich nicht anderwärtig die Aufmerksamkeit von Mitarbeitenden holen müssen.

Bezug zur Spiritualität

Der Fokus Tag erfreut sich nach wie vor großer Beliebtheit. Der Beurteilungswert im Jahr 2020 ist vergleichbar mit dem Wert von 2018, obwohl der Basisbezug zur Spi-ritualität bei den im Jahr 2020 teilnehmenden Mitarbeitenden eher abnimmt. D. h. jetzt sind mehr Teilnehmende bei den Schulungstagen, die mit dem Thema Spiri-tualität wenig vertraut sind.

Bei der Beurteilung des Fokus Tages 2020 nach drei Monaten sind alle Werte gestiegen. Ich vermute, dies hat mit der hohen Durchdringungsrate der Schulungen von Mitarbeitenden zu tun. Wenn mehr Kollegen Spiritual Care praktizieren, wächst das kollektive Bewusstsein und eben die kollektive Kompetenz.

Tendenziell lässt sich beobachten, dass gerade die jüngeren Generationen den Tag sehr hilfreich erleben. D. h. die nachkommenden Generationen verfügen nicht mehr über so viel Bezug zur Spiritualität, allerdings über eine große Offenheit und ein höheres Professionalitätsverständnis. Bereits in der Krankenpflegeschule spürte ich ein höheres Interesse und Bewusstsein dafür, dass spirituelle Komponenten im Pflegeberuf wichtig sind, trotz persönlich unterschiedlichen Befähigungen.

Interessant ist das Verhältnis zwischen »Bezug zur Spiritualität« und den »Tag als hilfreich« zu erleben. 2020 stellte sich durch die Ergebnisse der Evaluationen seit Beginn des Fokus Tage heraus, dass je höher der Bezug zur Spiritualität ist, desto hilfreicher wird auch der Tag erlebt.

Auch lässt sich tendenziell beobachten, dass je höher der »Bezug zur Spiritualität« ist, desto eher können »spirituelle Kompetenzen eingesetzt« werden. Meine Er-kenntnis daraus ist, noch bewusster spirituell nährende Angebote zu setzten.

In Anbetracht dessen, wie wichtig es ist, am Bezug zur Spiritualität intensiv zu arbeiten, damit Kompetenzen in der Wahrnehmung spiritueller Bedürfnisse einge-setzt werden können, ist es erfreulich zu beobachten, dass laut den Evaluationser-gebnissen dieser Wert in der Klinik Diakonissen Linz tendenziell steigt.

Zusammenfassung der Rückmeldungen

Herausragend waren die Rückmeldungen der Reinigungskräfte: »Sie haben sich sehr gefreut, dass jemand an sie gedacht hat.« Belastend erleben sie den »Generalverdacht«, wenn Gegenstände »verschwinden«, dass sie unrechtmäßig etwas entwendet hätten.

Ansonsten sind die Rückmeldungen ähnlich wertschätzend wie in den vergangenen Jahren. Viele freuen sich sehr darüber, dass ihnen dieser Tag zur Verfügung gestellt wird. Der Tag wird oft als ertragreich und als gute Gelegenheit erlebt, sich besser und anders untereinander kennenzulernen. Geschätzt wird vor allem die interdisziplinäre Zusammensetzung. Meine Empfehlung geht dahin auf diese durch eine professionelle Planung der Anmeldungen noch stärker zu achten. Ich erlebe, dass der Benefit auch auf struktureller und fachlicher Ebene nicht zu unterschätzen ist.

Im August 2020 wurde ich gebeten, meine Beobachtungen zur kulturellen Gesamtentwicklung im Haus rückzumelden.

Mir fiel auf, dass sich Mitarbeitende viel öfter mit Wertschätzung gegenüber der Geschäftsleitung äußerten als z. B. im Zeitraum 2013–2017. Viele Dinge wurden positiver wahrgenommen, z. B. das Fortbildungsprogramm, die Angebote im Advent, die tolle Weihnachtsfeier mit den wertschätzenden Worten der Geschäftsführung, die bei den Mitarbeitenden wirklich glaubwürdig ankamen. Angebote, die es bereits gab, wie z. B. freies Wasser, Obst, Kaffee, Sommerfest etc. wurden nun positiver und als geschenkhaft wahrgenommen, was früher nicht der Fall war.

Ich beobachte, dass der Umgang zwangloser, angstfreier und offener geworden ist, im Sinne einer Begegnung auf Augenhöhe. Veränderungen sind für mich wahrnehmbar und beobachtbar bei Begegnungen am Gang, bei Gesprächen bei Festen und bei lebendigeren Diskussionen in der Klinikkonferenz. Der Blick auf stressige Zeiten veränderte sich wahrnehmbar (früher eher belastend und negativ, heute vermehrter Fokus auf die leichteren Zeiten und die Freude über die gute Auslastung). Ich nehme wahr, dass ein »Danke«, ein Obstkorb, ein Nachfragen, die Anwesenheit der Leitung in den einzelnen Abteilungen auf die Mitarbeitenden sehr positiv und motivierend wirken. Mich überraschte oft, wie sehr solche Aufmerksamkeiten von Mitarbeitenden wahrgenommen werden. Stressige Zeiten sind ja nicht nur für die Mitarbeitende stressig, dennoch möchte ich ermutigen, dieses Instrument in einer authentischen Form sehr bewusst zu nutzen, weil der Effekt enorm ist und sich der Aufwand lohnt.

Sowohl auf Mitarbeitende als auch auf Patienten wirkt es sehr beeindruckend, wenn Mitglieder der Leitung an spirituellen Angeboten teilnehmen oder mitmachen z. B bei Impulsen im Advent, der Patientenweihnachtsfeier und dem Osterempfang.

Im Vergleich zu früher konnte ich im August 2020 berichten, dass ich mehr Vertrauen in »gute Entscheidungen der Geschäftsleitung« vonseiten der Mitarbeitenden wahrnehme und weniger »Schattengespräche« (meine Bezeichnung für eine giftige Mischung aus Negativunterstellung und Unheils-Prophezeiungen) stattfinden.

Mindestens zwei Jahre hatte ich nicht mehr folgende Aussage gehört, die früher gang und gäbe war: »Es geht nur ums Geld.« Diese Wahrnehmung hat sich nach meinen Beobachtungen bei den Mitarbeitenden markant verändert. Mitarbeitende fühlen sich gesehen – so mein Eindruck.

All dies hat eine positive Wirkung auf das Arbeitsklima. Man geht gerne arbeiten und vermisst einander bei längerer Abwesenheit. Erlebbar war dies bei der Schließung während des OP Umbaues und bei dem Shutdown im März 2020 während der Corona Pandemie. Beobachtbar war für mich die positive Wirkung auch auf die effektivere und freudvollere Erledigung von Aufgaben, in der Haustechnik, Küche, OP, Stationen, Rezeption etc. ... Diese Wahrnehmung bezieht sich auf Anliegen der Seelsorge wie auch auf unterschiedliche Fragen der Zusammenarbeit zwischen den verschiedenen Abteilungen.

Key Messages

- Es ist wichtig, am Bezug zur Spiritualität intensiv zu arbeiten, damit Kompetenzen in der Wahrnehmung spiritueller Bedürfnisse eingesetzt werden können
- Veränderungen sind auf allen Ebenen (Modell Gäbler-Kaindl et al. 2015) wahrnehmbar, wenn das Zusammenspiel aller auf allen drei Ebenen gut funktioniert.

3 Ausblick in die Zukunft

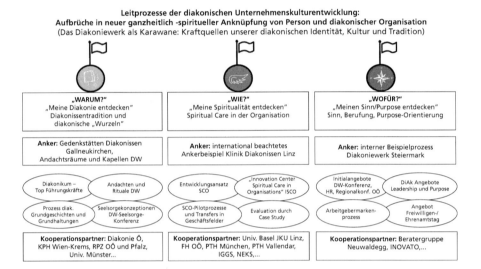

Leitprozesse der diakonischen Unternehmenskulturentwicklung:
Aufbrüche in neuer ganzheitlich -spiritueller Anknüpfung von Person und diakonischer Organisation
(Das Diakoniewerk als Karawane: Kraftquellen unserer diakonischen Identität, Kultur und Tradition)

„WARUM?"	„WIE?"	„WOFÜR?"
„Meine Diakonie entdecken" Diakonissentradition und diakonische „Wurzeln"	„Meine Spiritualität entdecken" Spiritual Care in der Organisation	„Meinen Sinn/Purpose entdecken" Sinn, Berufung, Purpose-Orientierung
Anker: Gedenkstätten Diakonissen Gallneukirchen, Andachtsräume und Kapellen DW	**Anker:** international beachtetes Ankerbeispiel Klinik Diakonissen Linz	**Anker:** interner Beispielprozess Diakoniewerk Steiermark

Diakonikum – Top Führungskräfte	Andachten und Rituale DW	Entwicklungsansatz SCO	„Innovation Center Spiritual Care in Organisations" ISCO	Initialangebote DW-Konferenz, HR, Regionalkonf. OÖ	DiAk Angebote Leadership und Purpose
Prozess diak. Grundgeschichten und Grundhaltungen	Seelsorgekonzeptionen DW-Seelsorge-Konferenz	SCO-Pilotprozesse und Transfers in Geschäftsfelder	Evaluation durch Case Study	Arbeitgebermarken-prozess	Angebot Freiwilligen-/ Ehrenamtstag

Kooperationspartner: Diakonie Ö, KPH Wien-Krems, RPZ OÖ und Pfalz, Univ. Münster...	**Kooperationspartner:** Univ. Basel JKU Linz, FH OÖ, PTH München, PTH Vallendar, IGGS, NEKS,...	**Kooperationspartner:** Beratergruppe Neuwaldegg, INOVATO,...

Abb. 3.1: Aktuelle Leitprozessen der diakonischen Unternehmenskulturentwicklung (Dr. Rainer Wettreck, Vorstand)

3.1 Wie alles begann

Nach den ersten Sondierungsgesprächen im Oktober 2017 versuchten wir im Rahmen der Abteilung »Diakonische Identitätsentwicklung« erste Übertragungen von Spiritual Care auch ins Diakoniewerk. Eine Besichtigungstour durch Institutionen des Diakoniewerkes führte mich auch ins Seniorenheim Haus Elisabeth. Bereits beim ersten Gespräch zeigte der Regionalleiter für Seniorenarbeit und Leiter des Hauses Elisabeth großes Interesse an Spiritual Care.

Im Januar 2018 kam ein neuer diakonisch-theologischer Vorstandes ins Diakoniewerk. Erfreulicher Weise wurde unsere Abteilung ihm zugeordnet. Nach einer intensiven Kennenlernphase im Unternehmen startete er mit Erhebungen für einen Kulturprozess. Arbeitsgruppen wurden für die Analysephase eingerichtet. Darauf basierend kam es im September 2018 zur ersten Konzeption, anschließend zur Abstimmung, Kommunikation und schrittweisen Umsetzung eines Kulturprozesses. Dabei geriet Spiritual Care noch stärker als kulturverändernde Kraft in den Fokus.

Heute sprechen wir von Leitprozessen der diakonischen Unternehmenskulturentwicklung: Aufbrüche in eine neue ganzheitlich-spirituelle Verknüpfung von Person und diakonischer Organisation. Eindrücklich veranschaulicht wird dies durch eine Grafik (▶ Abb. 3.1) vom diakonisch-theologischen Vorstand des Diakoniewerkes. Drei Stränge umfasst dieses Konzept. Der Erste fragt nach den Wurzeln und dem »Warum?« Er knüpft an unserer Diakonissentradition an und forciert den Bereich »Meine Diakonie entdecken«. In diesem Bereich ist auch die Seelsorgekonzeption, das Diakonikum – ein Bildungsformat für Führungskräfte – und etliches mehr beheimatet.

Der zweite Strang befasst sich mit der Frage des »Wie?« und benennt damit den Bereich »Meine Spiritualität entdecken« – Spiritual Care in der Organisation. Dies umfasst den gesamten Bereich von ISCO mit dem international beachteten Ankerbeispiel Klinik Diakonissen Linz und aller Teilbereich der Weiterentwicklung und Ausrollung von Spiritual Care durch sogenannte Leuchtturmprojekte.

Der Dritte Strang beschäftigt sich mit dem »Wofür?«, »Meinen Sinn/Purpose entdecken«. Er stellt die Frage nach der persönlichen Orientierung, dem Sinn und der Berufung.

3.2 Spiritual Care in der Langzeitpflege

Das Haus Elisabeth mit 40 Einzelappartements für Menschen im Alter befindet sich im Zentrum von Gallneukirchen. In jedem Stockwerk befindet sich eine Wohnküche, in der auch Bewohner und Angehörige ebenso wie die Alltagsmanager kleine Gerichte zubereiten können. Die Mahlzeiten werden im gemeinsamen Esszimmer eingenommen. Darüber hinaus stehen allen pro Stockwerk zwei gemütlich gestaltete Wohnzimmer zur Verfügung. Besonderer Beliebtheit erfreuen sich die kreativen Angebote von dem dafür zuständigen Mitarbeitenden. Diplomsozialbetreuer, Fachsozialbetreuer und Alltagsmanager, in Summe ca. 30 Mitarbeitende, kümmern sich fürsorglich um die 40-köpfige Bewohnerschaft.

Ursprünglich galt das Haus Elisabeth in Vergleich zu anderen Institutionen der Langzeitpflege nicht als Vorzeigeeinrichtung des Diakoniewerkes. Gerade der Bereich der Abschiedskultur zeigte sich aufgrund der Umfrageergebnisse bei Angehörigen als ausbaufähig. Dies führte zu Irritationen bei einigen Vertretern der Leitungsebene des Diakoniewerkes, als ich sie mit meinem Vorhaben konfrontierte, Spiritual Care dort zu implementieren. Rückblickend bin ich froh an meinem Plan festgehalten zu haben. Denn heute genießen es Kollegen, dass das Haus Elisabeth durch die sichtbaren Ergebnisse aus seinem Schattendasein geführt wurde.

3.3   Fokus Tag im Haus Elisabeth

Da bereits der Ablauf des Fokus Tages beschrieben wurde, möchte ich hier nur jene Themenblöcke näher beschreiben, die vom Programm jener Fokus Tage in der Klinik abweichen. Ein ganz wesentlicher Unterschied zwischen Klink und Haus Elisabeth besteht vor allem darin, dass ich in der Klinik Diakonissen Linz auch als Krankenhausseelsorgerin arbeite. Die Mitarbeitende kennen meine spirituellen Zugänge und Impulse. Sie schätzen meine Arbeit mit den Patienten. Auch für mich ist die Klinik ein Stück Heimat. Meine Kolleginnen und Kollegen sind mir sehr ans Herz gewachsen und ich merke, dass ich dieses Haus immer gerne betrete.

Die Wahl eines 2. Standortes für Spiritual Care fiel relativ schnell und pragmatisch auf das Haus Elisabeth. Wie bereits zuvor erwähnt durfte ich im Rahmen einer kleinen Kennenlerntour in den ersten Wochen den Regionalleiter und Heimleiter mehrerer Seniorenheime kennenlernen. Seine Art für eine gute Sache zu brennen, sein Engagement, seine innovative offene und weite Art zu denken begeisterte mich.

Als ich ihm von Spiritual Care erzählte, war er schnell für den Gedanken zu gewinnen, obwohl oder gerade weil damals das Haus Elisabeth keine leichte Zeit hinter sich hatte. Die Energie des Heimleiters wurde damals verstärkt für den Aufbau eines neuen Heimes benötigt, und so war die Aufmerksamkeit für das Haus Elisabeth reduziert.

Natürlich hätte es auch einige Vorzeigeheime gegeben, in denen Spiritual Care leichter zu implementieren gewesen wäre. Doch Gott sei Dank wurde ich erst nach meiner Entscheidung für dieses Haus, der ersten Konzeption und Terminvereinbarung für die Fokus Tage darauf aufmerksam.

Das Spannende war, dass die Probleme im Team zur damaligen Zeit, die mir der Heimleiter schilderte, zuerst verdeckt und dann mit voller Wucht durchbrachen. Die Erfahrung, die ich auch bei manchen Fokus Tagen in der Klinik gemacht hatte, dass Spiritual Care auf schwelende Konflikte wie ein Brennglas wirken kann, bewahrheitete sich auch hier wieder.

Einstieg:

Vorstellung der Themen- und Zeitblöcke, Pausenversorgung und sonstigen Rahmenbedingungen

Themenblock: persönlicher Zugang zur Spiritualität

 Wie in der Klinik bat ich auch hier meine Kollegen einen Gegenstand für ihren spirituellen Zugang mitzunehmen.

Originelle Beispiele:

Ein Teilnehmender legte den Schlüsselbund mit dem Schlüssel eines renovierten Oldtimers seines Vaters in die Mitte. Dieser Schlüssel stand für die gemeinsamen

Ausfahrten am Sonntag mit seinem Vater bei denen er als Kind einfach glücklich war. Heute als Erwachsener sind es die gemeinsamen Ausfahrten mit seiner Familie als eine Fortsetzung, die ihm ganz wichtig ist.

Ein zweites Symbol für den spirituellen Hintergrund war etwas überraschend eine Geldtasche mit einer Kreditkarte. Diese bedeutete für die Inhaberin Freiheit zu besitzen und sich dessen bewusst zu sein, ihr Leben gestalten zu können, wie sie will, sich etwas Gutes tun und anderen Gutes zu kommen lassen zu können, z. B. Schokolade kaufen zu können, wann immer sie möchte. Das erinnert sie an die paradiesische und geschenkhafte Seite des Lebens.

Erfahrung:

Diese Beispiele, die auf den ersten Blick so gar nicht spirituell wirken, verweisen im geschilderten Zugang sehr wohl auf dieses »Mehr als alles im Leben«. Die Teilnehmenden erlebten, dass der spirituelle Zugang ganz unterschiedlich sein kann: von einer eher traditionell religiös geprägten Sichtweise, die hier häufiger als in der Klinik zu finden war, bis hin zu anderen religiösen und säkular spirituellen Zugängen. Trotz dieser Verschiedenheit leuchtete bei jedem Teilnehmenden, der von seinen persönlichen spirituellen Schätzen erzählte, etwas sehr Besonderes auf. Das stärkte auch die Beziehung der Kollegen untereinander und die Wertschätzung füreinander.

Themenblock: Grundsätze von Spiritual Care

In diesem kleinen Input geht es hier wie auch in der Klinik darum, Mitarbeitende wieder für ein ganzheitliches Menschenbild zu sensibilisieren. Der Blick soll darauf gerichtet werden, dass der im Privaten oft gelebte ganzheitliche Zugang auch auf ein Betreuungssystem übertragbar ist.

Methodik: Power Point Präsentation

- Warum befassen wir uns mit Spiritual Care?
- Spirituelle Dimension des Leitbildes des Diakoniewerkes
- Definition der WHO
- Ganzheitliches Menschenbild
- Konzept von Spiritual Care auf drei Ebenen
- Übersetzung des Begriffes Spiritual Care und was man darunter verstehen kann.

Erfahrung:

Obwohl das Leitbild des Diakoniewerkes seit mehreren Jahren publik ist und auch intensiv eingeführt wurde, waren die Inhalte wenig bekannt, geschweige denn als Grundlage des eigenen Arbeitens im Bewusstsein der Mitarbeitenden. Ganz ähnlich wie in den Anfängen von Spiritual Care an der Klinik Diakonissen Linz war auch hier sofort die Reaktion der Mitarbeitenden: »Das müsste einmal die Leitung tun, und dann reden wir weiter.«

Themenblock: Auseinandersetzung mit den Begriffen Spiritualität und Religion

(▶ Kap. 2.2.1)

Erfahrung:

 Bei dieser Übung war klar spürbar, dass der größere Teil der Mitarbeitenden einen starken religiösen Hintergrund hatte. Dennoch trat immer mehr ins Bewusstsein, dass sich ein religiöser oder spiritueller Bezug nicht nur durch den Besuch einer Andacht sättigen lässt.

Mitarbeitende mit einem spirituellen, aber nicht unbedingt religiösen Bezug bekamen plötzlich einen Platz, den sie vorher für sich nicht sahen. Bis zu diesem Zeitpunkt ging jedes Engagement, spirituelle Bedürfnisse wahrzunehmen, allein auf religiös motivierte Mitarbeitende zurück. Zu wissen, dass ein eventuell säkularer oder anders religiöser Bezug genauso wichtig ist wie ein traditionell religiöser, hat bei einigen viel verändert.

Themenblock: notwendige Kompetenzen

(▶ Kap. 2.2.1)

Themenblock: Bildbetrachtung Baum

(▶ Kap. 2.2.1)

Themenblock: Wahrnehmung des Patienten

 Bei der folgenden Übung geht es um die Übertragung der Bildbetrachtung auf die Begegnung mit Bewohnern. Im Zusammentragen der Eindrücke und Erfahrungen soll die Wahrnehmung der Mitarbeitenden für den unmittelbaren Moment geschärft werden.

Methodik:

 Diskussion im Plenum zu Impulsfragen (Handout)

- Was sehe ich? Wie ist das Licht? Was liegt auf dem Tisch, auf dem Nachkästchen? Ist der Bewohner zugedeckt? Ist es stickig im Zimmer? Wo stehen die Pantoffeln, hängt der Nachtmantel, welches Nachtgewand? Sind Vorhang, Fenster offen? Ist der Bewohner kultiviert? Wie sind Gesichtsausdruck und Körperhaltung? Was

höre und sehe ich noch? Fotos, Andenken, Geschenke, Blumen, Fernseher, Zeitung, Essen, Kaffee, Getränke, …?
- Spricht der Bewohner? Was sagt er? Wie sagt er es? Was ist der erste Satz des Bewohners? Kommt dieser Satz oft? Was drückt er damit aus? Welche Wörter und Bilder benutzt er? Welche Dynamik ist im Zimmer? Wie ist die Interaktion zu anderen Bewohnern, zu den Besuchern? Wie sind die Nachwirkungen des Besuchs?
- Was löst das Wahrgenommene in mir aus? Welche Bedeutung hat das für mich: Ärger, Ohnmacht, Freude, Angst, Gelassenheit, Stress, »Bauchweh« …?
- Was könnten die verschiedenen Dinge, Bilder, Begriffe für den Bewohner bedeuten?
- Welches Gesamtbild ergibt sich? Welche Bedürfnisse können dahinterstehen?

Erfahrung:

Am eindrücklichsten war die gemeinsame Erkenntnis, dass die Mitarbeitenden in ihren Wahrnehmungen ganz unterschiedlich sind. Manche Mitarbeitende belastet die ständige Unordnung, die einige demente Bewohner verursachen, andere wiederum stört dies weniger. Hingegen erleben diese Mitarbeitenden oft andere Verhaltensweisen von Bewohnern oder Angehörigen als viel belastender. Die Erkenntnis, sich durch die vielfältigen und unterschiedlichen Fähigkeiten jedes einzelnen gegenseitig entlasten zu können, war ein wesentlicher Durchbruch in dieser Wahrnehmungsübung.

Themenblock: Präsenzübung

(▶ Kap. 2.2.1)

Themenblock: Hintergrund zu verschiedenen Bedürfnissen

All diese Lebensbereiche (▶ Abb. 3.2) eines Bewohners sind wichtig, um ganzheitliche und stimmige Begleitformen zu finden. Mit diesem Zugang soll gewährleistet werden, dass sich der Blick auf die Bedürfnisse des einzelnen Bewohners weitet. Viele Bewohner verlieren mit zunehmendem Alter ihre Sprachfähigkeit. Umso wichtiger wird deshalb die Beobachtungskompetenz der Mitarbeitenden. Durch die lange Verweildauer im Haus Elisabeth erhöht sich die Chance, durch einen kontinuierlichen bewussten Begleitprozess viele spirituelle Bedürfnisse sowie vorhandene Ressourcen und Belastungen zu erkennen. Die oben dargestellten drei wesentlichen Bereiche können dabei Orientierung geben.

Methodik:

Mittels Power Point Präsentation und Impulsfragen werden die verschiedenen Hintergründe zu den einzelnen Bedürfnissen erläutert und anschließend zur Arbeit an konkreten Situationen aus der Praxis in einem Handout verschriftlicht.

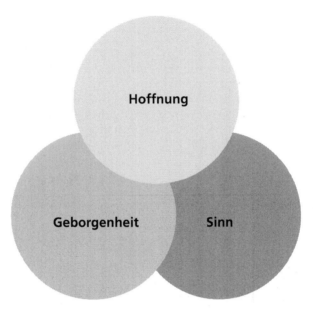

Abb. 3.2: Wichtige Lebensbereiche eines Bewohners in der Langzeitbetreuung (© Wierzbicki, nach Eglin 2012)

Themenblock: Situationen aus der Praxis

Methodik:

Gruppenarbeit: Jede Gruppe bearbeitet eine Situation aus der Praxis und versucht anhand der oben dargestellten Kreisaufstellung (▶ Abb. 3.2) mögliche Bedürfnisse der einzelnen Kategorien zu benennen und mögliche Unterstützungsmaßnahmen zu überlegen.

> Frau A. wirkt oft getrieben, schreit um Hilfe bzw. sagt, sie sei so schwindlig. Sie geht auch immer wieder mit dem Rollmobil umher. Sie war vom Beruf eine Geschäftsfrau im Ort. Und zeigt Interesse bei der Ansicht der Ortschronik. Bei dieser Beschäftigung ist sie dann nicht so fordernd. Wenn ihr Lebensgefährte zu Besuch kommt, wird sie sehr ruhig und unauffällig, da er mit ihr umhergeht und redet. Wenn sie Stuhldrang hat, bleibt sie nicht am WC sitzen. Gemäß ihrer Aussage kann sie dabei nicht mehr sitzen, gehen etc., da sie der massive Stuhldrang sehr unruhig und ängstlich macht. Sie sieht eher schlecht. Gehen ohne Rollmobil ist kaum möglich. Nach dem Mittagessen fängt sie meistens an lautstark um Hilfe zu schreien. Die Mitarbeitenden versuchen ihr zu erklären, dass jetzt Mittagspause ist, ihr Geschäft geschlossen sei und sie deshalb etwas rasten soll. Hin und wieder wird sie ruhiger und akzeptiert diese Erklärung, manchmal auch nicht. Wenn man ihr »Zeit« schenkt, die aber oft nicht vorhanden ist, wird sie ebenfalls etwas ruhiger, und man kommt mit ihr auch manchmal ins Gespräch.

Frau F. ist orientiert und geistig fit, hat jedoch massive Probleme beim Sehen, deshalb ist das Lesen unmöglich. Sie braucht zum Gehen ein Rollmobil. Die Körperpflege erledigt sie fast selbständig. Sie braucht Unterstützung beim Füße eincremen und Stützstrümpfe anziehen. Frau F. liebt das Plaudern und auch das Kartenspielen, jedoch ist ihr Spielpartner/Gesprächspartner vor einem halben Jahr verstorben, was ihr sehr zu schaffen macht. Auch ein anderer Bewohner ist verstorben, mit dem sie oft geredet hat. Am Nachmittag genießt sie die Zeit bei Florian in der ITB (Interne Tagesbetreuung). Als sie ins Haus einzog, klagte sie manchmal tagsüber und sehr oft auch nachts über Kopfschmerzen. Derzeit (abends und in der Nacht) klagt sie auch über Kopfschmerzen. Die Mitarbeitenden vermuten, dass diese Schmerzen psychische Ursachen haben, denn als ihre Freunde im Haus noch gelebt haben, war das kein Thema. Sie redet gerne mit jedem, was natürlich meist nur mehr mit den Mitarbeitenden möglich ist, da viele Bewohner krankheitsbedingt nicht mehr fähig sind, ein normales Gespräch zu führen.

Frau H. ist orientiert, hört etwas schlecht und liest gerne. Derzeit hat sie mit dem allgemeinen Wohlbefinden (Kreislauf, Übelkeit, Müdigkeit etc.) Probleme. Auch die Haut macht ihr mit juckenden Stellen zu schaffen. Große Sorgen macht sie sich um ihren Sohn, der schwer krank ist. Zurzeit ist er in Thailand auf Urlaub. Sie hofft, dass er wieder heil und gesund nach Hause kommt. Sie versorgt gerne die Hühner aus Nachbars Garten mit Speiseabfällen, die im Haus anfallen. Sie sucht auch die Gesellschaft von Florian und liebt das Gespräch mit Mitarbeitenden und Bewohnern.

Frau L. war Bäuerin und ist seit etwa einem halben Jahr im Haus Elisabeth. Sie leidet darunter, dass sie nicht mehr arbeiten kann. Sie sitzt im Rollstuhl und kann sich nur trappelnd fortbewegen. Stehen ist bei gutem Halt möglich. Vom Arbeiten ausgerackert, bereiten ihr die Gelenke starke Schmerzen. Sie ist stolz auf ihre Kinder, da sie die Wirtschaft weiterbetreiben und einen ab Hof-Verkauf haben. Lenkt man sie ab und redet mit ihr über frühere Zeiten als sie noch fit war, vergisst sie ihre Schmerzen und wirkt auch fröhlicher. Sie nimmt auch am Gedächtnistraining und bei Florian in der ITB teil. Bei der Körperpflege braucht sie viel Unterstützung, was sie gedanklich auch immer wieder negativ stimmt. Sie sagt dann: »Solche Leute gehören weg, was hat das Leben noch für einen Sinn. Wenn man nichts mehr arbeiten kann, ist man nichts mehr wert.«

Frau M. ist Alkoholikerin und erst seit kurzer Zeit im Haus Elisabeth. Sie ist mobil, aber teilweise unsicher bei der Orientierung. Die betagte Dame braucht bei der Körperpflege Unterstützung, welche manchmal jedoch nur bedingt möglich ist. Sie lehnt die Aufforderung zum Toilettengang ab und findet das WC nicht. Sie fragt nur nach der Toilette, wenn sie wirklich muss, und es schon dringend ist. Auf die Tabletteneinnahme muss geachtet werden, damit sie die Medikamente auch schluckt, ansonsten kann es sein, dass sie in der Nacht »umhergeistert«. Ihre Angehörigen möchten, dass man ihr sagt, sie sei hier auf Kur, Reha, Urlaub etc., jedoch nicht in einem Heim. Sie liebt Weißwein und Bier. Sie isst normalerweise eher kleinere Portionen. Wenn sie einen »gewissen Alkoholspiegel« hat, wird sie etwas umgänglicher. Schenkt man ihr Aufmerksamkeit, beruhigt sie sich in ihrem sprachlichen Umgangston und wird etwas leiser. Ohne Alkohol, gerade am Morgen ist sie sehr fordernd. Es hilft manchmal, wenn man ihr erklärt, dass auch noch andere Kundschaften/Gäste zu bedienen sind und man sie nicht pausenlos bewirten kann. Andere Bewohner erleben sie als schwierig, da sie immer wieder in fremde Zimmer geht und dadurch »Unruhe« stiftet.

Handout mit folgenden Impulsfragen:

Hoffnung

Ressourcen:

- Spezifische Aussprüche (z. B. der liebe Gott hat immer für mich gesorgt, alles wird wieder gut)
- Texte, Lieder, Gedichte, Gebete, die vertraut sind und Trost schenken
- Wodurch fühlt sich jemand gestärkt?
- Was hilft Schmerzen zu ertragen?
- Mit welchen Symbolen weist jemand auf Ewiges hin, z. B. Schutzengel, verwelkte Blumen?
- Orte, Zeiten, Gegenstände, die Kraft spenden
- Personen, die Vertrauen und Hoffnung vermitteln

Belastungen:

- Ängste im Hinblick auf den Tod?
- Spezifische Aussprüche z. B. der liebe Gott hat mich vergessen, wenn ich nur sterben könnte
- Vermeidet jemand das Thema Sterben?
- Leidet jemand unter einem strafenden Gott, z. B. »Was habe ich verbrochen, dass ich so leiden muss?«
- Wirkt jemand verbittert, verzweifelt?
- Welche Hinweise gibt jemand auf das bevorstehende Sterben, z. B. Müdigkeit, bedeutsamer Traum, Wunsch in Ruhe gelassen zu werden, Essensverweigerung?

Pflegediagnosen:

- Beeinträchtigte Religiosität oder beeinträchtigtes Vertrauen in Glaubensüberzeugungen
- Bereitschaft zu einer vertieften Religiosität
- Chronische Sorgen, immer wieder auftretende Traurigkeit
- Vorwegnehmendes Trauern
- Hoffnungslosigkeit, begrenzte oder keine Wahlmöglichkeiten sehen

Sinn

Ressourcen:

- Was war im bisherigen Leben wichtig? Familie, Beruf, Hobby
- Sind Gegenstände im Zimmer, die bedeutsam sind?
- In welcher Situation lebt jemand auf, strahlt, lächelt?
- In welcher Situation ist jemand eifrig bei der Sache und vergisst die Zeit?
- Worauf legt jemand besonderen Wert?
- Welche sinnlichen Erfahrungen tun gut (Musik, Lieblingsessen…)?
- Welches Verhältnis hat jemand zu seinem Körper (Hände, Füße)?

Belastungen:

- In welchen Situationen wird jemand traurig, verschlossen, zieht sich zurück?
- Wann ist jemand unruhig?
- In welchen Situationen äußert jemand den Wunsch zu sterben?
- Fühlt sich jemand nutzlos, glaubt anderen zur Last zu fallen?

Pflegediagnosen:

- Machtlosigkeit: Das eigene Handeln hat keinen wesentlichen Einfluss auf den Ausgang einer Sache, wahrgenommener Kontrollverlust
- Existenzielle Verzweiflung (Die Fähigkeit Lebenssinn zu erfahren ist beeinträchtigt.)
- Besseres spirituelles Wohlbefinden, z. B. Lebenssinn erfahren
- Unwirksames Verleugnen

Geborgenheit

Ressourcen:

- Wann und bei wem fühlt sich jemand gut aufgehoben?
- Bedürfnis nach Berührung
- Kontaktfreudigkeit
- In welcher Situation fühlt sich jemand geborgen? z. B. Natur, Gruppe, allein, im Bett, in der Kapelle
- Woran erkennt man, dass sich jemand geborgen fühlt?
- Fühlt sich jemand von Gott behütet?
- Strahlt jemand innere Zufriedenheit aus?

Belastungen:

- Ruft jemand um Hilfe? Nach wem ruft er?
- Fühlt sich jemand einsam? Wie zeigt er das?

147

- Sondert sich jemand von anderen ab?
- Gibt es Konflikte? Was lösen Besuche aus?
- Gibt es dauerhafte Konflikte mit anderen Bewohnern?

Pflegediagnosen

- Soziale Isolation
- Vereinsamungsgefahr

Erfahrung:

 Anfänglich hat es eine Zeit gedauert, bis Mitarbeitende den Sinn einer veränderten Wahrnehmung sahen. Gerade bei einer sehr schwierigen Bewohnerin war es schwer, die Kollegen dazu zu bewegen über deren verschiedene Bedürfnisse und Möglichkeiten der Befriedigung nachzudenken. Zu schauen, dass die Bewohnerin wieder das Heim verlässt, schien ihnen die plausibelste und einfachste Lösung. Obwohl es nicht gelungen ist, die Mitarbeitenden an diesem Fokus Tag von dieser Idee abzubringen, lebt die Bewohnerin bis heute im Heim. Ihre Auffälligkeit ist stark zurückgegangen.

Themenblock: persönliche Kraftquellen

(▶ Kap. 2.2.1)

Erfahrung:

 Die Auseinandersetzung mit den eigenen Kraftquellen hat den Mitarbeitenden im Heim Elisabeth gutgetan. In der Gruppe ist sogar eine Art Austauschplattform darüber entstanden.

Themenblock: Aktives Zuhören

(▶ Kap. 2.2.1)

Erfahrung:

 Manchen Mitarbeitenden fiel es schwer, den Nutzen hinter der Übung zu sehen. Das nächste Mal werde ich daher mehr Sensibilisierungsübungen für den Bereich Empathie einbauen, um Mitarbeitenden darin zu schulen, leichter einen anderen Blickwinkel als den eigenen einnehmen zu können.

Abschluss

(▶ Kap. 2.2.1)

Rückmeldungen einiger Teilnehmender

- Für mich war dieser heutige Tag sehr hilfreich für meine Arbeit mit den Bewohnern und auch fürs Team.
- Angenehme Atmosphäre, gelungener Tag.
- Mit einem mulmigen Gefühl zur Veranstaltung gekommen, in sehr positivem Zustand das Seminar verlassen. Man weiß viel aus der Praxis. Es kommt oft nur auf Kleinigkeiten an und auf neue Impulse.
- Solche Tage sind sehr wichtig und notwendig für unseren Arbeitsalltag.
- Dieses Thema muss bei mir noch wirken.
- Ich hätte mir mehr praxisbezogene und offenere Themen gewünscht.

Key Messages

- Das Erzählen von den eigenen spirituellen Schätzen stärkt die Beziehung untereinander und die Wertschätzung füreinander.
- Je nach Vorbildung braucht es eine unterschiedliche Sensitivierung dafür, andere Sichtweisen einnehmen zu können.
- Manchmal kann Spiritual Care auf schwelende Konflikte wie ein Brennglas wirken.

3.3.1 Was danach geschah:

Um die gesamte Mannschaft zu schulen, brauchte es zwei Fokus Tage. Zwischen den beiden Terminen lag ein Monat. Die erste Gruppe dürfte sehr ausführlich und begeistert davon erzählt haben. Dadurch sind die ihr vermittelten Gedanken bereits so eingesickert, dass sich der zweite Teil der Mitarbeiterschaft andere Themen, wie etwa »Sterbebegleitung«, als Art Fortführung des ersten Fokus Tages wünschte. Darüber hinaus wurden in der zweiten Gruppe viele Widerstände sichtbar, die der Heimleiter bereits vorher beschrieben hatte.

Die Leitung des Hauses Elisabeth lud mich zu einer Mitarbeiterbesprechung ein, damit ich der Gruppe über meine Eindrücke Feedback geben könnte und nach drei Monaten mir von ihnen mündliche Rückmeldungen holen. Bei dieser Begegnung merkte man bereits eine positive Dynamik. Der Arbeitskreis Spiritualität wurde gegründet. Auch wenn es einige Energie für den Anlauf brauchte, ist er gerade auch auf Wunsch der Heimleitung und Pflegedienstleitung entstanden. Im Herbst und Dezember 2019 hatten wir die ersten sehr ergiebigen Treffen. Dabei stellte sich heraus, dass es im Haus eigentlich bereits viele spirituelle Impulse gab, dass sie aber nicht von allen Mitarbeitenden bewusst mitgetragen wurden. So konnte es z. B. passieren, dass beim Mittagsgebet noch der Rührstab lief. Dies hat sich bereits verändert. Auch eine jüngere Mitarbeiterin, die der Freikirche angehört, und eine Muslima, die sehr offen ist und für das Team sehr belebende Fragen stellt, wirken im Arbeitskreis Spiritualität mit. Unsere muslimische Kollegin forderte beispielsweise von den Mitgliedern des Arbeitskreises Spiritualität ein: »Erklärt mir, was feiert ihr zu Ostern – ich will das verstehen. Ich habe kein Problem, das mitzutragen.« Es war erstaunlich, dass es den Mitgliedern, die teilweise auf einen sehr religiösen und traditionellen Hintergrund zurückgreifen konnten, gar nicht leicht fiel darauf zu antworten. Auffallend ist, dass die Teilnehmenden des Arbeitskreises Spiritualität im Haus Elisabeth die Arbeitskreistermine im Vergleich zu den Klinikmitarbeitenden verlässlicher wahrnehmen.

Besonders beeindruckend war die gemeinsame Weihnachtfeier. Ich wurde eingeladen und gebeten, einen Impuls zu gestalten. In der gemeinsamen Vorbereitung mit dem Heimleiter und der Pflegedienstleitung entstand die Idee, jedem Mitarbeitenden für irgendetwas Besonderes, was er gut kann, macht oder den anderen angedeihen lässt, zu danken. Beide haben sich gemeinsam zu jedem Mitarbeitenden etwas überlegt. Darüber hinaus gab es die Aufforderung an die Mitarbeitenden, selbst einen Beitrag zu leisten. Zum Erstaunen der Leitung kamen sehr schöne, lustige und wertschätzende Beiträge gerade nachdem der Heimleiter und die Pflegedienstleitung ihren Dank mit kleinen Geschenken aussprachen. Man spürte, wie dies die Mitarbeitenden anrührte und die Weihnachtfeier dauerte so lange wie nie zuvor.

3.4 Vertiefungstag

Aufgrund der guten Dynamik kam ohne Empfehlung von mir, sondern auf Wunsch des Heimleiters und der Pflegedienstleitung ein Vertiefungstag zustande. Beide schilderten mir Bereiche in der Teamkultur, die noch Entwicklungspotenzial aufwiesen. Sie baten mich, dafür ein Programm für einen Tag mit dem Hintergrund von Spiritual Care zu entwickeln. Bei einem weiteren Treffen wurde mein Plan vorgestellt und die Termine fixiert. Dem Heimleiter war sehr wichtig, die Vertiefungstage für die beiden Gruppen unmittelbar hintereinander anzubieten, um der vorhergegangenen Erfahrung Rechnung zu tragen.

Begrüßung mit einem Text

Ablauf: Organisatorisches, kurze Einführung ins Programm

Themenblock: Kommunikation – Ich in der Gruppe

 Mit Symbolen kann man Inhalte leichter weitergeben (siehe SMS-Emojis). Darum wollen wir uns auf diese Weise vorstellen. Jeder bekommt ein Moderationskarte, die in der Länge gedrittelt werden muss.

Auf der Moderationskarte wird oben der Namen notiert. Links wird ein Symbol gezeichnet für »Was man mir nachsagt«.

In die Mitte kommt ein Symbol für »Ein Erlebnis bei meinem letzten Gespräch mit Kollegen, Chef, Bewohner…«. Rechts gestaltet man den freien Platz mit einem Symbol für »Ein blinder Fleck von mir«.

Methodik:

Vorstellrunde für Fortgeschrittene

Austausch: 1. Paarweise erzählt jeder von seinen drei Symbolen, was sie bedeuten,
sein Gegenüber hört aufmerksam zu, (Klangschalenton) Wechsel, (Klangschalenton)
Karten werden getauscht, Teilnehmer gehen zum nächsten weiter, stellen die Person
mit deren Symbolen vor, deren Karte sie im Moment in der Hand halten, (Klangschalenton) Wechsel, die Karten werden getauscht. Dieser Vorgang wird ca. dreimal
wiederholt.

Vorstellrunde:

Jeder erzählt, was er über die Person erfahren hat, deren Karte er in den Händen hält.
Die vorgestellte Person kann im Anschluss korrigieren. Die Karte wird zurückge-
geben. Jene gerade vorgestellte Person darf weitermachen.
  Was ist uns bei dieser Übung aufgefallen?

- mit Symbolen kann man Inhalte leichter weitergeben – siehe SMS-Emojis,
- blinder Fleck – in der Selbstreflexion liegt Kraft – der Zugang zu dem blinden
  Fleck ist nicht einfach
- je mehr man sich mit dem »blinden Fleck« auseinandersetzt, umso besser kann
  man mit ihm umgehen
- Was bleibt bis zum Schluss?
- Wie geht man mit sensiblen Daten um (verändertes Hinhören und Weitersagen)?
  (adaptierte Übung von Egger 2020)

Themenblock: Mein Ja zu einem guten Arbeitsklima

Methodik:

1. Schritt: Tanzkreis

Musik. Die Teilnehmenden stehen im Kreis. Der Leiter fängt an in der Mitte zu
tanzen, und sucht sich einen Nachfolger, der anschließend in der Mitte tanzt, usw.
bis alle dran waren.

Reflexion:

Wie geht es mir? Was haben mir meine inneren Stimmen gesagt?
Wie war mein Kontakt zum Publikum?
Warum habe ich diese Übung mitgemacht? Woran erinnert mich das im Alltag?
Auf welchen Bühnen des Alltags fühle ich mich wohl? Wo ist es schwierig?

2. Schritt: Möchte ich überhaupt ein gutes Arbeitsklima? Warum soll es sich verbessern? Was braucht es? Es braucht drei Ja dazu.

- Für ein gutes Arbeitsklima braucht es unbedingt …
- Dies wäre für ein gutes Arbeitsklima hilfreich …
- Würde ich mir von einer guten Fee ein gutes Arbeitsklima wünschen, wäre das …

Paararbeit und dann im Plenum Präsentation (Notizen auf Moderationskarten) (adaptierte Übung von Egger 2020)

Themenblock: Mein Bezug zur Macht

Methodik:

 Handout mit Impulsfragen für eine Gruppenarbeit in Dreier-Gruppen

- Welche Personen und spirituelle Prägungen fallen mir ein, die Macht bei mir eher negativ eingesetzt haben?
- Welche Personen und spirituelle Prägungen fallen mir ein, die mich ermächtigt haben, mich unterstützt haben, mir Mut zugesprochen haben?
- Welche Eigenschaften/Haltungen legten jene an den Tag, die ihre Macht negativ eingesetzt haben?
- Welche Eigenschaften/Haltungen legten positiv ermächtigende Personen an den Tag?
- Wann/bei wem/in welcher Situation gelingt es mir, Menschen (Kollegen, Familienmitglieder, Praktikanten) zu ermutigen?
- Wann fällt mir das schwer?

Reflexion im Plenum mit Notizen auf Flip Chart

Fünf Themenfelder

- erniedrigende Haltungen/Aussagen/Eigenschaften
- ermutigende Haltungen/Aussagen/Eigenschaften
- Wo gelingt es leicht ermutigend zu sein?
- Wo ist es schwierig?
- Was war an meinem Gegenüber wohltuend, was hat mich erzählen lassen?

Themenblock: Das Dreieck der Rhetorik

Ja zum Inhalt

- Kann ich hinter dem Inhalt der Verordnung stehen?
- Welche Inhalte fallen mir leichter? Welche schwerer?

- Wird der Inhalt publikumsfreundlich vermittelt?
- Welche Sprache benutze ich?

Ja zu Mir

- Kann ich gut zu mir stehen?
- Kann ich gut Lob annehmen – oder tue ich es schnell ab?
- Kann ich gut mit meinem blinden Fleck umgehen?
- Wie geht es mir mit Kritik?
- Welche Emotionen kommen hoch?
- An welche Personen erinnern mich manche Situationen?
- Fühle ich mich wohl in meiner Haut?
- Was schwingt heute in mir noch mit?

Ja zum Gegenüber

- Kann ich ja sagen trotz (nervender) Unterschiedlichkeit?
- Was erleichtert mir das Ja?
- Was erschwert mir das Ja?
- Was kann ich tun, um die Beziehung zu verbessen?

Raum

- Nähe/Distanz zu meinem Gegenüber
- Störfaktoren
- Wohlfühlfaktoren

Zeit

- Wann sind passende Zeiten für Gespräche?
- Wann sind unpassende Zeiten?
- Welcher Inhalt braucht welchen Rahmen (Raum) und welche Zeit?

Intensität

- Unter welcher Spannung stehe ich?
- Welche Spannung erzeugt mein Inhalt beim Du?
    Aufgabe: Gruppenarbeit in Dreier-Gruppen

Einigung auf eine Gesprächssituation, diese skizzieren, und dann anhand des Hand-outs reflektieren.

Themenfeld: Grundformen der Angst

Einstieg:

 Das Fußballspiel der Tiere, Kurzfilm (7.06 min)[16]
In diesem Kurzfilm wir auf humorvolle Art und Weise verschiedene Persönlichkeitstypen und deren Umgang mit Angst und Konflikten dargestellt.

Methodik:

Input: Grundformen der Angst

 Aufstellungsarbeit: Es wird mit Klebestreifen ein Kreuz in der Mitte eines Raumes am Boden aufgeklebt. An den vier Enden wird jeweils eine Karte mit einem Begriff gelegt. Die vier Begriffe lauten: Nähe, Distanz, Beständigkeit, Wechsel

1. Aufstellung
Jeder ist eingeladen einen stimmigen Platz innerhalb des Kreuzes für sich zu finden: »Schaue zuerst auf Deine Biografie. In welchem Eck bin ich mehr daheim? Was brauche ich mehr? Nähe oder Distanz? Dauer im Sinne von Beständigkeit oder Wechsel im Sinne von Veränderung?« Wenn jeder steht, darf jeder Teilnehmende für sich nachspüren: »Was nehme ich wahr? Was sehe ich?«
2. Aufstellung
In der zweiten Aufstellungsübung darf jeder Teilnehmende den Fokus auf seine Arbeitssituation richten: »Wie ist meinem Empfinden nach das Betriebsklima, die Kultur im Haus ausgerichtet? Eher auf Nähe oder auf Distanz? Auf Dauer im Sinne von Beständigkeit oder Wechsel im Sinne von Veränderung?« Wenn jeder seinen stimmigen Platz gefunden hat, ist wieder jeder Teilnehmende eingeladen seine Eindrücke mitzuteilen.

Erfahrung:

 Bei der ersten Gruppe war es sehr spannend, dass die meisten sich auf Beständigkeit einfanden. Die zweite Gruppe war von den eigenen Bedürfnissen und von den Wahrnehmungen auf das Haus sehr unterschiedlich. Diese Vielfalt lässt sich zu Gunsten des Teams nutzen.
(▶ Kap. 2.3.3)

Themenblock: Spirituelles Feedback

Methodik:

 • Einen Namen aus der Schatzkiste ziehen und still für sich ansehen.

---

16 https://www.youtube.com/watch?v=dzByEbMfDmc, (7 Min. 06).

- Ich stelle mir meinen Kollegen vor, so wie er ist, wie er spricht, welche Worte er oft benutzt, wie er geht, schaut, lacht, Symbol für ihn aus Plastilin anfertigen.
- Fragen auf Flip-Chart:
- Was schätze ich, was beeindruckt und berührt mich besonders an meinem Kollegen? Welche Situationen haben mich beeindruckt, bewegt, dankbar gemacht?
- Was hilft, unterstützt, inspiriert mich daran?
- Was trägt er/sie damit Wichtiges zum Spirit im Team bei?

Flip Chart:

- Ich schätze an dir, bewundere …
- Das bedeutet mir, hilft mir, bewegt mich …
- Darum schenke ich dir …

Karte und Symbol werden überreicht.

Zusammenschau:

Dabei legt jeder sein Symbol in die Mitte

- es wird in unserem Team sichtbar …
- bei uns ist sehr … wertvoll
- hier steckt enormer Reichtum …

Themenblock: Selbstsorgeübung

Auswahl einer der beiden Vorschläge je nach Befindlichkeit der Gruppe

Übung: Body-Scan

Den Body-Scan, eine Art Körperreise, können Sie im Sitzen oder Liegen durchführen. Sie sollten dafür einen Ort wählen, an dem Sie eine Weile ungestört sind.

Finden Sie eine möglichst bequeme Haltung. Wenn es angenehm ist, schließen Sie dabei die Augen, oder senken Sie den Blick oder richten ihn an die Decke.

Dann lenken Sie die Aufmerksamkeit auf die Empfindungen Ihres Körpers. Öffnen Sie sich für das, was jetzt präsent ist – ohne irgendwas Bestimmtes zu erwarten (zum Beispiel Entspannung). Nehmen Sie einfach wahr, was Sie jetzt in den verschiedenen Bereichen ihres Körpers spüren können. Vielleicht sind da Temperaturempfindungen, Sie spüren den Kontakt zum Boden oder der Kleidung, ein Kribbeln oder auch Taubheit. Selbst die Abwesenheit von Empfindungen können wir wahrnehmen. Es gibt kein »gut« oder »schlecht« – alles darf so sein, wie es ist.

Beginnen Sie bei den Füßen, und dann wandern Sie allmählich nach oben – zu Ihren Unterschenkeln, Knien, Oberschenkeln, den Hüften, dem Rücken und dem Bauch, über die Schultern hinein in die Arme und Hände und schließlich zu Ihrem

Kopf. Verweilen Sie jeweils für einen Moment an einem Ort. Woher wissen Sie zum Beispiel, dass Sie Hände haben, ohne hinzusehen? Wie fühlen sich Ihre Schultern jetzt gerade an?

Versuchen Sie, alles so sein zu lassen, wie es ist. Wenn unangenehme Empfindungen auftauchen, versuchen Sie auch diesen einen Moment lang zu spüren – ohne sofort in Widerstand zu gehen oder ein Urteil zu fällen. Wenn es zu schwierig wird, geben Sie sich die Erlaubnis, zu einem anderen Körperteil weiterzuwandern.

Wenn Sie den Body-Scan abgeschlossen haben, dann bringen Sie langsam und sanft wieder Bewegung in Ihren Körper, zum Beispiel indem Sie mit den Zehen und Fingern wackeln oder sich genüsslich rekeln. Wenn Sie so weit sind, kehren Sie zurück in die Außenwelt und Ihren Alltag (Narbeshuber und Narbeshuber 2019, S. 238).

Übung: Selbstmitgefühl-Pause

Den Begriff »Selbstmitgefühl« hat vor allem die amerikanische Psychologin Kristin Neff geprägt. Sie war die Erste, die wissenschaftlich erforscht hat, wie sich diese innere Haltung auf unsere Gesundheit und unser Wohlbefinden auswirkt. Nach ihrer Definition hat Selbstmitgefühl drei Komponenten: Achtsamkeit, das Gefühl der gemeinsamen Menschlichkeit und Selbstfreundlichkeit.

Achtsamkeit bedeutet hier, der Realität mit großer Klarheit und Akzeptanz ins Auge zu schauen. Wir halten inne, um wahrzunehmen, dass wir vielleicht gerade einen schwierigen oder schmerzhaften Moment erleben. Wir gehen nicht in Widerstand, sondern erkennen an, was ist.

Im nächsten Schritt erinnern wir uns daran, dass alle Menschen leidvolle oder unangenehme Erfahrungen machen. Auch wenn wir uns gerade allein fühlen und uns isolieren möchten, in Wahrheit verbindet uns gerade unsere eigene Unvollkommenheit und die Unvollkommenheit des Lebens zutiefst mit allen anderen Menschen.

Häufig gehen wir mit uns selbst strenger und unfreundlicher um als mit allen anderen. Selbstfreundlichkeit ist aber eine wichtige Fähigkeit, die uns dabei hilft, für uns selbst da zu sein, wenn wir es brauchen. Wir bringen uns selbst Verständnis und Mitgefühl entgegen und behandeln uns selbst, wie wir einen guten Freund behandeln würden.

Versuchen Sie es einmal, wenn Sie sich gestresst fühlen oder ein Unbehagen in Ihnen auftaucht. Beginnen Sie mit nicht allzu schwierigen Situationen und nicht gleich mit den großen Krisen. Es gilt, erst den entsprechenden »Muskel« aufzubauen, bevor wir die schweren Gewichte stemmen.

Richten Sie die Aufmerksamkeit auf Ihre Körperempfindungen: Wo nehmen Sie das Unbehagen am deutlichsten wahr? Wie fühlt es sich an, wütend/frustriert/ängstlich etc. zu sein?

Dann sagen Sie zu sich selbst: »Das ist ein Augenblick des Leidens »Wenn Ihnen das zu förmlich ist, können Sie auch so etwas formulieren wie »Autsch – das tut gerade weh/das fühlt sich nicht gut an!« oder »Aha, da ist Stress!«

Dann erinnern Sie sich daran, dass auch andere Menschen diese Erfahrungen machen und niemand von Schwierigkeiten verschont bleibt. Sie sind nicht allein damit. Sagen Sie sich etwas wie »Solche Erfahrungen gehören zum Leben dazu« oder »Wir alle erleben schwierige Zeiten/fühlen uns manchmal so, ich bin nicht allein«.

Versuchen Sie nun, so freundlich wie möglich mit sich umzugehen und sich selbst Mitgefühl und Fürsorge zu schenken. Vielleicht mögen Sie sich eine Hand auf das Herz legen und die Wärme dieser Geste spüren. Oder Sie sagen sich selbst so etwas wie »Möge ich freundlich zu mir sein«, »Möge ich jetzt gut für mich sorgen«, »Möge ich mir selbst verzeihen.« Vielleicht taucht auch etwas anderes auf, das Ihnen gerade guttun würde. Wenn ein geliebter Mensch oder guter Freund in einer ähnlichen Situation wäre: Was würden Sie sagen? (Narbeshuber und Narbeshuber 2019, S. 239–240)

Übung: Metta-Meditation

Kommen Sie in einen aufrechten Sitz ihrer Wahl. Die Haltung sollte würdevoll und zugleich entspannt sein. Schließen Sie die Augen oder richten Sie Ihren Blick sanft vor sich auf den Boden. Ziehen Sie Ihre Aufmerksamkeit mehr und mehr nach innen. Sie können dazu in Ihren Körper hineinspüren oder den Fokus auf Ihre Atmung richten.

Bringen Sie dann Ihre Aufmerksamkeit in den Bereich Ihrer Brust und Ihres Herzens. Was empfinden Sie dort in diesem Moment? Wenn es Sie unterstützt, dann können Sie sich eine Hand auf diese Stelle legen und die Wärme der Berührung fühlen.

Sie können sich auch fragen, ob sich Ihr Herz heute eher offen oder verschlossen anfühlt. Mit dieser Übung können wir lernen, unser Herz noch mehr für uns selbst und andere zu öffnen. Sie müssen nichts erzwingen, aber an dieser Stelle können Sie sich an diese Intention erinnern.

Denken Sie nun an jemanden, der Ihnen am Herzen liegt:

ein geliebter Mensch,
ein guter Freund,
ein Familienmitglied.

Jetzt beginnen Sie einem Menschen freundliche Wünsche zu schicken. Nehmen Sie sich die Freiheit, Worte zu finden, die für Sie bedeutungsvoll sind.

Beispiele für diese Wünsche sind:

Mögest du glücklich sein.
Mögest du in Sicherheit und Frieden leben.
Mögest du gesund sein.
Mögest du …

Wenn Sie wollen, verlagern Sie die Aufmerksamkeit auf sich selbst. Sie können auch sich selbst liebende Güte erweisen, entweder sich als dem heutigen erwachsenen Menschen oder – manchmal ist das leichter – einer jüngeren Version von sich selbst:

Möge ich glücklich und aufrecht sein.
Möge ich in Sicherheit leben.
Möge ich in Wohlstand und Freude leben.
Möge ich gesund sein.

Gerne können Sie nach Bedarf eigene Sätze finden, die gerade passen (zum Beispiel »Möge ich mit Leichtigkeit leben, frei von Schmerzen sein, gelassen bleiben« usw.)

Zum Abschluss richten Sie den Geist wieder ein bis zwei Minuten auf Ihre Atmung, bevor Sie diese Übung beenden. (Narbeshuber und Narbeshuber 2019 S. 241–242)

Rückmeldungen einiger Teilnehmenden

- Sehr spannende und interessante Methoden. Die Präsenzübung war super, doch insgesamt etwas zu kurz. Eventuell eine »Traumreise«?
- Sehr informative Veranstaltung, unterhaltsam, fühlte mich gut aufgehoben.
- Danke für die Zeit. Gerade im Sozialbereich sind solche Tage sehr wichtig. Die Vortragende strahlt Ruhe aus und geht auf die Gruppe ein. Das Diakoniewerk hat das gebraucht.
- Sehr angenehmer Tag mit guter Atmosphäre! Habe sehr gerne zugehört und wieder vieles gelernt! Vielen Dank!
- Gut für unser Team!
- Da ich schon öfter solche Seminare besucht habe, war es *mir* zu wenig.

Key Messages

- Vielfalt kann bereichernd sein, wenn ich sie zu nutzen weiß.
- Es braucht eine bewusste Entscheidung für ein gutes Arbeitsklima.
- Wertschätzendes Feedback löst positive Dynamiken aus.

3.5 Erfahrungen aus der Praxis mit Spiritual Care

»Der Verlust einer spirituellen Begleitung und Führung durch den Wegfall der Schwesternschaft und des Rektors im Diakoniewerk wird durch das Angebot von Spiritual Care ein Stück weit ausgeglichen. Weiters rücken dadurch auch die spirituellen, seelischen und menschlichen Anliegen der Mitarbeitenden und der uns anvertrauten Personen wieder mehr ins Bewusstsein unseres Denkens und Handelns.

Bei Spiritual Care geht es allerdings nicht um dogmatische Religiosität, sondern um eine von mir gelebte spirituelle Welt, die ich mit meinen Mitmenschen teile. Dies drückt mich als Mensch aus und lässt mich als Individuum erkennbar werden.

Spiritual Care lässt neben den unzähligen Vorgaben in der Welt der Pflegeberufe wieder ein Stück mehr Platz, sich als Person einzubringen. Und Rituale und Bräuche werden wieder als sinnvoll erkannt und gelebt. Der Zugang zu den uns anvertrauten Personen wird ein Stück weniger versachlicht und gewinnt mehr menschlichen Inhalt und seelische Qualität.«

Peter Kumar-Reichenberger-Regionalleitung Seniorenarbeit, Leitung Haus Elisabeth

»Spiritual Care hat den Mitarbeitenden gezeigt, dass jeder/jede eine Kraftquelle in sich hat, um die Herausforderungen im Pflege- und Betreuungsalltag zu meistern. Es war sehr spannend, welche Quellen dies sein können. Auch haben die Mitarbeitenden den Kollegen/ die Kollegin aus einem völlig anderen Blickwinkel gesehen. Jeder hat seine Stärken und Schwächen und ist einzigartig!

Es wurde bewusst wahrgenommen, wie wichtig Spiritualität für die Bewohnerinnen und Bewohner ist. Diese Thematik wird nun aktiv angesprochen, und es entstehen dadurch immer wieder sehr schöne Gespräche. Wir erfahren vieles über den einzelnen Bewohner.

Dadurch verstärkte sich auch das Verständnis für die Wichtigkeit der Andachten und Gottesdienste im Haus.

Es gibt seit einigen Monaten eine Arbeitsgruppe für dieses Themenfeld. Diese Gruppe setzt sich intensiv mit der Thematik auseinander. Sie besteht, und darauf sind wir sehr stolz, aus vielen Menschen mit verschiedenen Glaubensrichtungen. Viele Ideen sind entstanden, wo Spiritualität einfließen kann. Die Gruppe war sehr erstaunt darüber, was eigentlich schon alles umgesetzt wurde, ohne dass wir es definiert haben.

Zum Beispiel: Palmbesen binden, Palmbesenweihe, Fleischweihe, Weihnachtsmette, Tischgebet, etc.

Auch die Verabschiedung von Bewohnern und Bewohnerinnen macht nun keine Angst mehr. Der Austausch untereinander ist wichtig.«
Petra Brunner-Pflegedienstleitung Haus Elisabeth

»Immer wieder stellt man sich die Frage, wo man Kraft schöpfen kann, um die täglichen Herausforderungen des Berufes und auch im Privaten gut zu meistern und um selbst gut in Balance zu bleiben.

Spiritual Care schafft Platz für innere Ruhe, Zeit für Gedanken und man bleibt im Austausch mit sich selbst und seinem Gegenüber.

Auch im Kollegenkreis schafft Spiritual Care ein besseres Verständnis untereinander. Jede Person hat andere Zugänge und Emotionen, auch zu gemeinsam erlebten Alltagssituationen. Unterschiedliche Vorgeschichten und Kulturen beinhalten Konfliktpotenzial. Spiritual Care stärkt einen vorurteilsfreien Umgang auf Augenhöhe und das Bewusstsein jedes Einzelnen im gemeinsamen Wirken des Arbeitsalltags.

Im Umgang mit den Bewohnerinnen und Bewohnern spiegelt sich Spiritual Care oft in kleinen Ritualen, Gesten und Haltungen wider. Ein Gebet vor dem Essen, ein Lied oder eine kurze Berührung vor dem Schlafengehen. Auch ganz individuelle Rituale und Handlungsabläufe der Bewohnerinnen und Bewohner können wahrgenommen und auch in einer Einrichtung umgesetzt werden.«
Elke Hofstadler-Mitarbeiterin der Pflege und Begleitung im Haus Elisabeth

»Ich besuche dieses Haus für Senioren nun seit dem Jahr 2019, zwei Mal pro Woche. Je nach Bedarf bin ich für verschiedene Bewohnerinnen und Bewohner da.

Seit Spiritual Care im Haus Elisabeth eingeführt wurde, hat sich das Klima sehr verändert. Das Miteinander beim Personal hat sich verbessert. Man spürt mehr Offenheit, Empathie, einen guten Zusammenhalt. Ich merke auch, dass dieses Haus für Senioren eine gute und positive Ausstrahlung hat. Man geht einfach gern hin.

Irgendwie hat sich der Geist im Haus ein Stück weit verändert. Achtsamkeit, Wertschätzung, Anerkennung untereinander ist viel stärker geworden. Das wirkt sich wiederum verändernd auf die Bewohner und Angehörigen aus. Da entdecke ich mehr Geduld auf dieser Seite. Es erinnert mich an den Geist der Diakonie zwar anders offener, aber dieser Geist gehört gestützt und geschützt.«
Barbara Wiesinger-freiwillige Engagierte

3.6 Angebote in Spiritual Care für das Diakoniewerk während der Coronakrise

Sorgentelefon

Dank der Unterstützung meiner Seelsorgekollegen im Diakoniewerk, den Peer-Beratern und Psychologen des Diakoniewerks Oberösterreich und Psychologen der Klinik Diakonissen Schladming war es möglich, ab Ende März 2020 das Sorgentelefon anzubieten. 20 Mitarbeitende leisteten neben ihrer Tätigkeit von Montag bis Freitag jeweils von 7.00 Uhr–19.00 Uhr Bereitschaftsdienste.

Das Angebot des Sorgentelefons, unter dem Eindruck möglicher »italienischer Verhältnisse« auf den Weg gebracht, ist an vielen Stellen intern und extern als sehr wertvolles Zeichen aufgenommen worden: als Zeichen der ganzheitlichen Sorge und des seelischen Rückhalts sowohl für Mitarbeitende als auch für Klienten während der Krise.

Wir waren sehr dankbar, dass die zunächst befürchteten Pandemie-Szenarien im Frühling 2020 ausgeblieben sind. Gleichzeitig gab es große Anstrengungen und viel Kreativität, um die harten Auswirkungen der Isolation zu lindern.

So war es für uns eher ein gutes Zeichen, dass uns nur wenige Anrufe erreichten. Die Technik wurde regelmäßig überprüft. Dank der Rückmeldungen der Kollegen, Auskünften der Leitung der Telefonseelsorge OÖ und dem Sorgentelefon Salzburg konnten wir uns auf die Suche nach möglichen Ursachen machen und wertvolle Tipps sammeln. Beispielsweise könnten – neben der guten Versorgung im Diakoniewerk im Vergleich zu anderen Angeboten – der Grad der Bekanntheit und das Vertrauen in die Anonymität (innerhalb des Betriebes) Gründe gewesen sein, dass diese Möglichkeit nicht mehr genutzt wurde.

Eine bereichernde Erfahrung war es zu erleben, dass gemeinsames Engagement über die Berufsgruppen hinaus gut möglich ist und neue Berührungsmöglichkeiten entstanden sind. Es wäre schön, wenn sich diese Erfahrung in anderen Projekten fortsetzen würde.

Spirituelle Gedanken im Videoformat

Gerade in der Zeit der intensiven Einschränkungen durch die Corona-Pandemie war es uns wichtig, mit spirituellen Gedanken zu begleiten. Begonnen hat der Leiter der Abteilung Diakonische Identität mit dem Fokus »Meine Diakonie entdecken« entsprechend, Videobotschaften zum Nachdenken aus dem Haus Bethanien ins Netz zu stellen.

Unter dem Motto »Mit Spiritual Care in eine neue Zeit gehen« setzten wir diese Serie fort. Gemeint war damit die spirituelle Sorge um den anderen, aber auch um sich selbst. Unter diesem Gesichtspunkt sind die verschiedensten Kollegen zu Wort gekommen, die sich jeweils auf ihre eigene Art und Weise mit ihrer Spiritualität auseinandersetzten und ihre Gedanken mit uns teilten. Die Interviews z. B. »Arbeitszeit ist Lebenszeit«, »Was ich den Bewohnern noch mitgebe«, »Der Tanz der Regentropfen stärkt mich«, »Gute Entscheidungen in schwierigen Zeiten« (von einem Leitungsmitglied) und Selbstsorgebeiträge wie »Mein Kraftplatz«, »Spiritualität zwischen Erfahrung und Suche«, »Meine persönlichen Wolfseiten«, »Auf der Suche nach innerem Reichtum« sollten anregen, sich auf die Suche nach den eigenen persönlichen spirituellen Quellen zu machen. Über die Startseite der Homepage des Diakoniewerkes konnten und können die Beiträge abgerufen werden.

Was unserer Seele gut tut.

Inspiriert von einem Posting auf Facebook habe ich im November 2020 nachgespürt, wie wir neben all den Sicherheitsmaßnahmen gut auch für unsere Seelen sorgen können. Im persönlichen Freundes- und Familienkreis merke ich, dass die seelischen Belastungen durch die anhaltende Dauer dieses Ausnahmezustandes immer größer werden. Daher ist es umso wichtiger, neben den physischen Sicherheitsvorkehrungen auch gut für die Seele zu sorgen. Mit dieser kleinen Erinnerungshilfe wollten wir allen Kollegen im Diakoniewerk von der Abteilung Diakonische Identität und ISCO viel Kraft bei der seelischen Bewältigung der Krise wünschen. Dieses Plakat (► Abb. 3.3) wurde mit einer kleinen erklärenden Free-Card an alle Einrichtungen des Diakoniewerkes im Januar 2021 während des 3. Lockdowns geschickt.

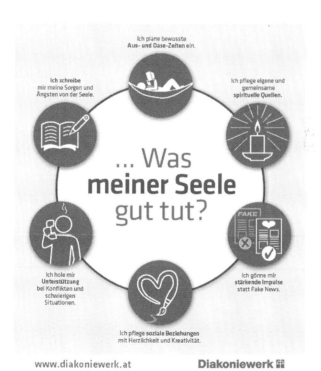

Abb. 3.3: Plakat »... was meiner Seele guttut« Graphik Diakoniewerk, Abteilung Diakonische Identitätsentwicklung

3.7 Reflexionen des diakonisch-theologischen Vorstandes des Diakoniewerkes und Leiter von ISCO (Innovation Center Spiritual Care in Organisations) anlässlich der Gründung von ISCO

»Wir sind beeindruckt vom *Spiritual Care-Prozess der Klinik Diakonissen Linz,* die zum beachteten Ankerbeispiel für ISCO geworden ist.

Denn in der Klinik Diakonissen merken wir und das zeigen auch die Befragungen: Mit »Spiritual Care in der Organisation« wird etwas anders. Kolleginnen und Kollegen in der Praxis erleben ihre Arbeit erfüllender und ganzheitlicher, Patientinnen und Patienten fühlen sich empathischer, gastfreundlicher und ganzheitlicher wahrgenommen. In den Teams steigen Achtsamkeit und Sorge für sich selbst und füreinander, sie fühlen sich im Alltag belebt und erfrischt und wieder stärker mit der Identität des Hauses verbunden.

Es geht also heute um wirkliches Neuland: den Aufbruch in eine neue Erfahrung glaubwürdiger, lebendiger Care-Organisationen, Organisationen, in denen die beteiligten Menschen – Klientinnen und Klienten und Mitarbeitende ganzheitlich im Blick sind. »Spiritual Care in Organisationen« (SCO) unterstützt solch eine neue inspirierende Verbindung zwischen Menschen und Organisation.

Für eine solche kulturelle Innovation benötigen große Organisationen und Unternehmen wie das Diakoniewerk Innovationsstrukturen, wirkungsvolle Innovationsmotoren. Diese Rolle soll unser ISCO übernehmen, nach innen und außen.«

(Statement von Dr. Rainer Wettreck, Vorstand Diakoniewerk, anlässlich der Gründung von ISCO, 2. Juli 2020, www.isco.info)

Als einschlägig versierter Fachmann im Bereich Krankenhausseelsorge und Organisationsentwicklung, als ausgewiesener Kenner von existenzieller Kommunikation, Spiritual Care und diakonischer Unternehmenskultur hat der diakonisch-theologische Vorstand des Diakoniewerkes sehr rasch das Begeisternde an unserem Modell entdeckt. In stundenlangen Reflexionsgesprächen haben wir uns auf die Suche nach jenen »Gelingen-Faktoren« gemacht, die diese positive Wirkung ausmachen. Diese Entdeckungsreise ist bis heute nicht ganz abgeschlossen.

Daraus entstand unter der federführenden Konzeptentwicklung vom diakonisch-theologischen Vorstand des Diakoniewerkes ISCO »Innovation Center Spiritual Care in Organisations«. Am 2. Juli, dem Gründungstag des Diakoniewerkes, erfolgte die Gründung von ISCO mit den Gründungspartnern der Klinik Diakonissen Linz und der Medizinischen Fakultät der Universität Basel. Der 25-köpfige wissenschaftliche Beirat spiegelt, wie auch auf unserer Homepage (www.isco.info) beschrieben, die Grundprinzipien von ISCO: ein Open Innovation-Netzwerk und den offenen hochkarätigen Austausch von multiprofessionellen Perspektiven. »ISCO stellt damit Praxis und Entwicklung systematisch in die wissenschaftlichen und gesellschaftlichen Kontexte und fördert substantielle und nachhaltige Innovation nach innen und außen durch seine internationalen Netzwerke« (www.isco.info 2020).

Wir begeben uns mit ISCO auf einen erlebensorientierten, multiperspektivischen, kulturellen Lern-, Entdeckungs- und Entwicklungsweg. Anhand von verschiedenen Pilotprojekten versuchen wir Schritt für Schritt herauszufinden, wie es gelingen kann Spiritual Care in Organisationen zu implementieren. Als Koordinatorin von ISCO, als Leiterin des ISCO-Labs darf ich mich gemeinsam mit einem Kollegen und drei Kolleginnen, wovon zwei gerade den Masterlehrgang Spiritual Care in Basel absolvieren, auf diese Entdeckungsreise begeben. Darüber hinaus vertiefen wir uns in einer ISCO-Case-Study mit der Klinik Diakonissen Linz unter Beteiligung von vier Universitäten, welche ich ebenfalls als Koordinatorin begleiten darf. In dieser Case Study wollen wir unter anderem einen Beitrag zur Weiterentwicklung und zum Transfer des SCO-Ansatzes erforschen. Voll Hoffnung gehe ich davon aus, dass wir den Weg der Implementierung von Spiritual Care in der verschiedenen Institution weiterentwickeln werden. Auf Anfrage der jeweiligen Heimleitung und Geschäftsführung darf ich im Frühling und Sommer 2021 mit der Implementierung von Spiritual Care in zwei weiteren Institutionen der Langzeitpflege beginnen. Im Bereich Betreuung von Menschen mit schwerer Beeinträchtigung darf ich eine Kollegin, die die Ausbildung in der Schweiz gerade absolviert und den dort zuständigen Seelsorger in ein adaptiertes Modell des Fokus Tages für diesen Bereich hineinbegleiten. Gemeinsam mit einer weiteren Kollegin, die ebenfalls den Masterlehrgang in Basel gerade besucht, engagieren wir uns im Bereich »Spiritual Care Teaching« und ersten Angeboten in Spiritual Care für die Klink Schladming.

Besonders begeistert mich die Entscheidung der Geschäftsleitung der Klinik Diakonissen Linz vom 25.Februar 2021, die die Fortsetzung von Spiritual Care auf unbestimmte Zeit einstimmig beschlossen hat. Es freut mich an weiteren vertiefenden Thementage in Spiritual Care weiterarbeiten bzw. diese konzipieren zu dürfen.

Ich lade ein, unsere Homepage (https://www.isco.info) zu besuchen und bei Interesse mit mir über isco@diakoniewerk.at, doris.wierzbicki@diakoniewerk.at oder doris.wierzbicki@dioezese-linz.at Kontakt aufzunehmen.

Abschließend möchte ich nochmals die aktuellen »Gelingen-Faktoren« zusammenfassen, die in dieser Form aus dem gemeinsamen Reflexionsprozess entstanden sind.

Key Messages

Ankerbeispiel Klinik Diakonissen Linz

»*Spiritual Care in der Organisation*« startete 2018, eingebettet in einen Prozess der Neuausrichtung der Klinik, als kultureller Leitprozess auf allen Ebenen von den Mitarbeitenden, Fach- und Belegärzten bis hin zur Geschäftsleitung.
Zentrale Fragestellungen waren unter anderem:

- Mein persönlicher Zugang zu Spiritualität (offener Spiritualitätsbegriff, Unterschied Spiritualität und Religion)
- Spiritualität und Sinnstiftung als persönliche und gemeinschaftliche Ressource und Kraftquelle
- Sinn- und spiritorientierte Zusammenarbeit im inter- und multiprofessionellen Team

- Wichtige Grundhaltungen des gemeinsamen Spirits wie: Präsenz, Aufmerksamkeit, Einfühlungsvermögen, Zuspruch, Offenheit, Ehrlichkeit, Vertrauen, Trost und Wertschätzung
- Unternehmenskultur und Spirit als gemeinsames Potenzial in der Weiterentwicklung des Krankenhauses
- Zusammenhang von Leadership, Change, Organisations- und Kulturentwicklung (Management-Ebene)

Erfolgsfaktoren und innovative Potenziale von »*Spiritual Care in Organisationen*« in der Klinik Diakonissen Linz:

- Die innovative Neuausrichtung und Energetisierung von Identität und Vertrauensmarke vor dem Hintergrund der Diakonissentradition
- Die Wiedergewinnung einer gemeinsamen spirituellen Dimension und Sinngemeinschaft »für Alle« und »mit Allen« in der Organisation in offener, dialogischer Anknüpfung an die besonderen spirituellen Potenziale der Identität und Tradition
- Authentisches, persönlich spirituell reflektiertes und positioniertes, sinnorientiertes Leadership
- Ein ganzheitlicher personenorientierter Care-Ansatz der Klientensorge, der Selbstsorge und übergreifenden Gemeinschaftssorge, in Prozessen, Strukturen, Berufsverständnissen und interprofessionell
- Ein wirksamer geplanter Kulturwandel im Kontext innovativer Organisationsentwicklung als Beitrag zum Qualitätsprofil und auch als wirtschaftlicher Erfolgsverstärker (www.isco.info/iscorpraxis)

Literatur

Allen K (oJ) Kursunterlagen »Der erfolgreiche DHL Express 21st Century Manager Persönliches Entwicklungsprotokoll.

Balboni M et al. (2013) Why is spiritual care infrequent at the end of life? Spiritual care perceptions among patients, nurses and physicians and the role of training, Journal of Clinical Oncology 31(4): 461–7. (doi: 10.1200/JCO.2012.44.6443).

Balboni M, Balboni T (2019) Hostility to hospitality:spirituality and professional socialization within medicine. Oxford: Oxford Unitversity Press.

Bertolini W, Kofler T, Kofler G (oJ) Essenz der Führung. (https://www.essenzderfuehrung.at/, Zugriff am 13.07.2021).

Betz R (oJ) Der Krug und die Steine (https://robert-betz.com/mediathek/inspirationen/der-krug-und-die-steine/ Zugriff am 14.07.2021).

Beuscher B (2014) Opium für das Volk oder Balsam für die Seele? Chancen und Fallstricke von Spiritualität in der Palliativmedizin. Wege zum Menschen 66: 550–569.

Bihler E (1998) Symbole des Lebens – Symbole des Glaubens, Werkbuch für Religionsunterricht und Katechese II. 3. Aufl. Limburg: Lahn-Verlag.

Borasio G D (2011) Spiritualität in Palliativmedizin/Palliativ Care. In: Frick E, Roser T (Hrsg.) Spiritualität und Medizin. Gemeinsame Sorge für den kranken Menschen. 2. Aufl. Stuttgart: Kohlhammer. S. 112–118.

Bozzaro C, Frede U (2018) Chronischer Schmerz als Sinnkrise. Spiritual Care 7(3): 263–270.

Bucher A (2014) Psychologie der Spiritualität. 2. Aufl. Weinheim Basel: Belz.

Bucher R (2018) Drei Lehren aus der kirchlichen Statistik. (https://www.katholisch.at/ standpunkt/bucher/kirchenstatistik, Zugriff am 27.05.2020).

Ceming K, Spannbauer Ch (2016) Der spirituelle Notfall-Koffer. Erste Hilfe für die Seele. 2. Aufl. München: Trinity Verlag.

Dahlgrün C (2009) Christliche Spiritualität, Formen und Traditionen der Suche nach Gott. 1. Aufl. Berlin: Walter de Gruyter GmbH & Co KG.

Deutscher Caritasverband (Hrsg.) (2015) Ethisch entscheiden. Leidfaden zur Einzelreflexion und für Konferenzen, Freiburg 5/2015 10 f in Geistesgegenwärtig behandeln. Existenzielle Kommunikation. Spiritualität und Selbstsorge in der ärztlichen Praxis. 1. Aufl. Neukirchen-Vluyn: Neukirchener Verlagsgesellschaft mbH.

Dittmann G (oJ) Energetischer Schutz. (Lichtwelt :: Seelenspiegel :: Energetischer Schutz, Zugriff am 14.07.2021).

Dörmann H (2014) Integrale Weltsicht und die drei Gesichter Gottes: Tattva Viveka 61. (Integrale Weltsicht und die drei Gesichter Gottes (tattva.de), Zugriff am 13.07.2021).

Dutzmann J (2016) Geistesgegenwärtig behandeln: Ein Thema in der ärztlichen Ausbildung? in: Prönneke R (Hrsg.) Geistesgegenwärtig behandeln. Existenzielle Kommunikation. Spiritualität und Selbstsorge in der ärztlichen Praxis. 1. Aufl. Neukirchen-Vluyn: Neukirchener Verlagsgesellschaft mbH. S. 301–324.

Egger G (2020) Fortbildung »Haltung wirkt« IPF Linz 14.01.2020.

Eglin A (2012) Institut Neumünster, Neuweg 12, CH-8125 Zollikerberg.

Eglin A (2017) Input bei der Blockveranstaltung vom 17.–19. März 2017 im Rahmen der Masterausbildung Spiritual Care 2015–2017 der Universität Basel.

Eglin A (2018) Heilsames Berühren. Spiritual Care 7(3): 297–300.

Esch T (2011) Neurobiologische Aspekte von Glaube und Spiritualität: Gesundheit, Stress und Belohnung. In: Büssing A, Kohls N (Hrsg.) Spiritualität transdisziplinär. Wissenschaftliche

Grundlagen im Zusammenhang mit Gesundheit und Krankheit. 1. Aufl. Berlin/Heidelberg: Springer Verlag GmbH. S. 23–36.

Fischer M (2016) Entscheidungen finden im Management kirchlicher Einrichtungen. In: Ehm S, Giebel A, Lilie U, Prönneke R (Hrsg.) Geistesgegenwärtig behandeln, Existenzielle Kommunikation, Spiritualität und Selbstsorge in der ärztlichen Praxis. Neukirchen-Vluyn. Neukirchener Verlagsgesellschaft mbH. S. 325–334.

Frick E (2012) Wie arbeitet Spiritual Care? Zwölf Thesen für den aktuellen interdisziplinären Diskurs, Spiritual Care 1(1): 68–73.

Frick E (2014) Spiritual Care eine Querschnittaufgabe entsteht? In: Schaupp W et al. (Hrsg.) Gesundheitssorge und Spiritualität im Krankenhaus. 1. Aufl. Innsbruck/Wien: Tyrolia. S. 55–68.

Frick E (2016) Tun sich Ärztinnen und Ärzte besonders schwer mit Spiritual Care? In: Prönneke R (Hrsg.) Geistesgegenwärtig behandeln. Existenzielle Kommunikation. Spiritualität und Selbstsorge in der ärztlichen Praxis. 1. Aufl. Neukirchen-Vluyn: Neukirchener Verlagsgesellschaft mbH. S. 21–29.

Frick E (2020) Unterwegs zum Facharzt für Spirituelle Medizin? Entwurf eines medizinisch-therapeutischen Spiritual Care -Modells zwischen Professionalisierung und Deprofessionalisierung, Spiritual Care 9(2): 138.

Gäbler-Kaindl (2016b) Gemeinsame Beschreibung von Spiritualität und Spiritual Care im Masterstudiengang Spiritual Care, 22.1.2016. Zusammengestellt von Christa Gäbler-Kaindl, 25.01.2016.

Gäbler-Kaindl C (2016a) Arbeitsunterlage im Studiengang Spiritual Care, Universität Basel, Beschreibungen von Spiritualität in den Lehreinheiten 2–8 (Grundmodul).

Gäbler-Kaindl et al. (2015) Das Leben ist zerbrechlich, Spiritual Care – die leidende Person sehen und nicht nur das Leiden, Magazinbeitrag MAS Spiritual Care. (Magazin-Advanced-Studies-2015.pdf (unibas.ch), Zugriff am 26.07.2021).

Grözinger E (2015) aus der Blockveranstaltung im Rahmen des Masterstudiengang Spiritual Care, 28.11.2015.

Grözinger E (2016) Geistesgegenwärtigkeit in der psychotherapeutischen Behandlung. In: Prönneke R (Hrsg.) Geistesgegenwärtig behandeln. Existenzielle Kommunikation. Spiritualität und Selbstsorge in der ärztlichen Praxis. 1. Aufl. Neukirchen-Vluyn: Neukirchener Verlagsgesellschaft mbH. S. 161–172.

»Handschmeichler« (2021) In: Wikipedia – Die freie Enzyklopädie. Bearbeitungsstand: (https://de.wikipedia.org/w/index.php?title=Handschmeichler&oldid=211965042, Zugriff am 27.07.2021).

Hauser F, Schubert A, Aicher A et al. (2008) Unternehmenskultur, Arbeitsqualität und Mitarbeiterengagement in den Unternehmen in Deutschland. (Unternehmenskultur, Arbeitsqualität und Mitarbeiterengagement in den Unternehmen in Deutschland: Abschlussbericht Forschungsprojekt Nr. 18/05 ; ein Forschungsprojekt des Bundesministeriums für Arbeit und Soziales (ssoar.info), Zugriff am 02.08.2021).

Heller A (2015) Sorgekulturen des Sterbens. Theologisch-praktische Quartalschrift 2(165): 115–122.

Heller B (2014) Spiritualität versus Religion. In: Heller B, Heller A. Spiritualität und Spiritual Care. Orientierungen und Impulse. 1. Aufl. Bern: Hans Huber. S. 45–68.

Heller B, Heller A (2014) Spiritual Care: Die Wiederentdeckung des ganzen Menschen. In: Heller B, Heller A. Spiritualität und Spiritual Care. Orientierungen und Impulse. 1. Aufl. Bern: Hans Huber. S. 19–44.

Heller B, Heller A (2018) Spiritualität und Spiritual Care. Orientierungen und Impulse. 2., ergänzte und erweiterte Auflage. Bern: Hogrefe.

Höfler A (2011) Open Hands, Grundlagen und Praxis des Handauflegens. München: Knaur.

Hofmann B (2016) Diakonische Unternehmenskultur im Krankenhaus. In: Prönneke R (Hrsg.) Geistesgegenwärtig behandeln. Existenzielle Kommunikation. Spiritualität und Selbstsorge in der ärztlichen Praxis. 1. Aufl. Neukirchen-Vluyn: Neukirchener Verlagsgesellschaft mbH. S. 315–324.

Holder-Franz M (2014) Ciceley Saunders und die Bedeutung von Spiritualität für die moderne Hospizbewegung. In: Feinendegen N et al. (Hrsg.) Menschliche Würde und Spiritualität in der Begleitung am Lebensende. Würzburg: Königshausen & Neumann. S. 213-234.

Jäger W in Dörmann H (oJ) Integrale Weltsicht und die drei Gesichter Gottes. Tattva Viveka Ausgabe Nr. 61. (https://www.tattva.de/integrale-weltsicht-und-die-drei-gesichter-gottes/, Zugriff am 23.10.2020).

Körtner U H J (2007) Spiritualität in der Medizin, Teil 1. (Spiritualität in der Medizin, Teil 1 - ORF ON Science, Zugriff am 26.07.2021).

Körtner U H J (2014) Spiritualität und Medizin. Überlegungen zu ihrem Verhältnis aus theologischer und medizinethischer Sicht. Theologische Zeitschrift 70(4): 337–357.

Körtner U H J (2015) Menschenpflege, Pflegeethik und christliches Menschenbild. Vortrag auf der 42. Generalkonferenz der Kaiserwerther Generalkonferenz in Gallneukirchen. (http://kaiserswerther-generalkonferenz.org/_upl/kgk/de/_d-downloads/04_vortrag_ulrich_koertner_menschenpflege.pdf, Zugriff am 14.07.2021).

Körtner,U H J (2011) Für einen mehrdimensionalen Spiritualitätsbegriff: Eine interdisziplinäre Perspektive. In: Frick E, Roser T (Hrsg.) Spiritualität und Medizin. Gemeinsame Sorge für den kranken Menschen. 2. Aufl. Stuttgart: Kohlhammer. S. 26–34.

Liefbroer et al. (2019) Adressing the spiritual domain in a plural society: What is the best mode of integrating spiritual care into healthcare? Mental Health, Religion & Culture 22: 244–260.

Lothrop H (2008) Gute Hoffnung jähes Ende. Fehlgeburt, Totgeburt und Verluste in der frühen Lebenszeit. Begleitung und neue Hoffnung für Eltern. 18. Aufl. München: Kössel-Verlag.

Luther H (1991) Leben als Fragment. Der Mythos von Ganzheit. Wege zum Menschen 43: 262–273.

Maidl L (2020) Unterwegs zum Facharzt für Spirituelle Medizin? Entwurf eines medizinisch-therapeutischen Spiritual Care-Modells zwischen Professionalisierung und Deprofessionalisierung, Spiritual Care 9(2): 153.

Maio G (2013) Ökonomisierte Spiritualität. Über das Ersticken der Sinnfrage in der modernen Medizin. In: Möde E (Hrsg.) Christliche Spiritualität und Psychotherapie. Regensburg: Pustet. S. 28–35.

Maio G (2016) Die heilende Kraft der Zuwendung in der Medizin. In: Prönneke R (Hrsg.) Geistesgegenwärtig behandeln. Existenzielle Kommunikation. Spiritualität und Selbstsorge in der ärztlichen Praxis. 1. Aufl. Neukirchen-Vluyn: Neukirchener Verlagsgesellschaft mbH. S. 57–70.

Mayr B et al. (2016) Die Kluft zwischen eingeschätzten und tatsächlichen Fähigkeiten bei der Erhebung der spirituellen Anamnese. Spiritual Care 5(1): 9–16.

Müller M et al. (2008) Spirituelle Begleitung, im Hospiz- und Palliativkontext – eine Frage der Qualität. 11 Thesen zur Spiritualität. (Microsoft Word - Spiritualität 11 Thesen Endfassung o Lit.doc (monikamueller.com), Zugriff am 26.07.2021).

Narbeshuber E, Narbeshuber J (2019) Mindful leader. Wie wir die Führung für unser Leben in die Hand nehmen und uns Gelassenheit zum Erfolg führt. 1. Aufl. München: O. W. Barth. S. 238.

Nauer D (2015) Spiritual Care statt Seelsorge? 1. Aufl. Stuttgart: Kohlhammer.

Paal P et al. (2014) Developments in spiritual care education in German-speaking countries. BMC Medical Education. (http://bmcmededuc.biomedcentral.com/articles/10.1186/1472-6920-14-112, Zugriff am 12.07.2021).

Prenner H (2014) Die spirituelle Dimension in der Pflegeausbildung. Konzeption und Evaluation eines Workshops für Lehrende der Gesundheits- und Krankenpflege, Graz, Medizinische Universität, Masterarbeit. (file:///C:/Users/doris_001/Documents/Uni%20Basel/Sammelsurium%20 für%20Masterarbeit%20etc/Literaturverwaltung/Aufgewählte%20Texte/Masterarbeit_Prenner%20Spiritual%20Care%20in%20der%20Pflegepraxis.pdf, Zugriff am 25.11.2015).

Puchalski C et al. (2009) Improving the Quality of Spiritual Care. Journal of palliative medicine 12 (20): 885–904. (https://www.growthhouse.org/spirit/files/spiritual_care_consensus_report.pdf, Zugriff am 12.07.2021).

Riedner C, Hagen T (2011) Spirituelle Anamnese. In: Frick E, Roser T (Hrsg.) Spiritualität und Medizin. Gemeinsame Sorge für den kranken Menschen. 2. Aufl. Stuttgart: Kohlhammer. S. 234–241.

Roser T, Gratz M (2011) Spiritualität in der Sterbebegleitung. In: Kränzle S et al. (Hrsg.) Palliativ Care, Handbuch für Pflege und Begleitung. 4. Aufl. Berlin/Heidelberg: Springer. S. 54–58.

Rumbold B (2002) Spirituality and Palliative Care in Social and Pastoral Perspectives, South Melbourne, Vic., Australia, New York, Oxford: Oxford University Press. S. 221–228.

Schneidereit-Maut H (2013) Spiritualität als heilsame Kraft. Ein Plädoyer für Spiritual Care in der Klinik, Wege zum Menschen 65: 404–418.

Schneider-Flume G (2002) Leben ist kostbar: Wider die Tyrannei des gelingenden Lebens. 2. Aufl. Göttingen: Vandenhoeck Ruprecht.

Schnell T (2014) Beim Sinn geht es nicht um Glück, sondern um das Richtige und Wertvolle, Psychologie Heute (2): 37–41.

Schulz von Thun F (1981) Miteinander reden 2. Stile, Werte und Persönlichkeitsentwicklung. Reinbeck bei Hamburg: Rowolth Taschenbuch Verlag GmbH.

Siegerliste Österreichs beste Arbeitgeber (2019) Gerat place to Work. (https://www.greatplace towork.at/assets/Uploads/Siegerliste-Oesterreichs-Beste-Arbeitgeber-2019.pdf, Zugriff am 02.04.2020).

Steinforth T (2013) Wie kommt Spiritualität in die Organisation? Förderung spiritueller Kompetenz. Spiritual Care 2(3): 8–20.

Steinger P (2019) Spiritual Care als organisatorische Aufgabe Anforderungen zur Einführung von Spiritual Care in einer Gesundheitsorganisation anhand des Beispiels des Kantonsspitals Aarau, Medizinische Universität, Masterarbeit.

Stiegler S (2012) Spiritualität – Eine Haltungsfrage. In: Geistesgegenwärtig pflegen. Diakonisches Werk der EKD (Hrsg.) Neukirchen: Neukirchner Verlagsgesellschaft. S. 249–254.

Stiegler S (2013) Spiritualität – Eine Haltungsfrage. Spiritual Care 2(3): 43–48.

Strzysch M, Weiß J (1997) Der Brockhaus in fünfzehn Bänden, 1. Auflage, Leipzig, Mannheim: F. A. Brockhaus GmbH, Band 13.

Strzysch M, Weiß J (1997) Der Brockhaus in fünfzehn Bänden, 1. Auflage, Leipzig, Mannheim: F. A. Brockhaus GmbH, Band 7.

Strzysch M, Weiß J (1997) Der Brockhaus in fünfzehn Bänden. 1. Aufl. Leipzig, Mannheim: F. A. Brockhaus GmbH, Band 2.

Tavernier R (2007) Manchmal muss man einfach nur ans Meer fahren, um glücklich zu sein. München und Wien: Thiele Verlag, in der Thiele & Brandstätter Verlag GmbH.

Tokarczuk O (2017) by Wydawnictwo Format, Wroclaw Translated under licence from Wydawnictwo Format Wroclaw. Für die deutschrachige Übersetzung (2019) Kampa Verlag AG Zürich.

Weiher E (2014) Das Geheimnis des Lebens berühren. Spiritualität bei Krankheit, Sterben, Tod. Eine Grammatik für Helfende. 4. Aufl. Stuttgart: Kohlhammer.

Weiß J (2005) Die Zeit. Lexikon in 20 Bänden. 1. Aufl. Hamburg: Zeiverlag Ger Bucerius GmbH Co. KG, Band 14.

Wettreck R (2019) Diakonie neu entdecken, Angebote der Diakonischen Identitätsentwicklung im Rahmen des Weiterbildungsprogramms 2020 der Diakonie Akademie.

Wettreck R (2020) »Innovation Center Spiritual Care in Organisationen«.

Wilde M (2010) Respekt. Die Kunst der gegenseitigen Wertschätzung. 2. Aufl. Münsterschwarzach: Vier-TürmeGmbH.

World Health Organisation (2005) The Bangkok Charta for Health Promotion in Globalized World 2005. (http://www.who.int/healthpromotion/conferences/6gchp/bangkok_charter/en/index.html Zugriff am 25.11.2015).

Wüthrich U (2017) Die medizinische Relevanz der spirituellen Dimension in der präoperativen Phase. Basel, Medizinische Universität, Masterarbeit.

Internetquellen

http://www.optimus-spitzencluster.de/Multiplikatoren.pdf Artikel Multiplikatorenschulung. Zugriff am16.2.2018.

https://www.autobahnkirche.de/spirit_main.html Spiritualtiät Bauplan des Lebens, Zugriff am 08.06.2004.

Stichwortverzeichnis

Existenz 45, 132
Existenzielle Verzweiflung 147

F

Fachärzte 62, 111–114, 133
Familie eine hilfreiche Unterstützung? 74
Feedback 76, 85, 91, 102–104, 110, 149, 154, 158
Fokus Tag 50–52, 54–56, 63, 67, 69, 80, 97–102, 106–107, 114, 140, 148
Follow up 60
Fortbildungsangebot 59
Freude 72, 77–78, 101, 119, 136, 143, 158
Führungskräfte 25, 61, 66, 89, 128, 139
Fürsorge 157

G

Ganzheitlicher Behandlungszugang 109
Geborgenheit 30, 67, 147
Geist 16, 26, 28, 30–31, 35–36, 44, 46, 56, 58, 60, 87, 108, 113, 126–127, 158–159
Geschäftsleitung 20, 24, 26, 50, 56, 59, 61–62, 66–67, 96, 99–100, 102, 112, 114, 124, 126, 133, 136, 163
Gespräche 31, 45, 53, 78, 125, 153, 159
Gesundheitsforscher 31
Glaube 29, 68, 75, 109
Gott 28–29, 31–32, 36, 42, 61, 67–68, 76, 78–79, 81, 86, 88, 111, 120, 122, 131–132, 140, 146–147
Gottesnamen 132

H

Haltung 20, 33–34, 36, 41, 43–49, 51, 53–54, 56, 60–61, 69–70, 73, 75, 84, 88, 94, 113, 125–126, 131, 133, 152, 155–157, 159
Hand auflegen 87
Hilfe 23, 26, 44, 144, 147
Hobby 147
Hoffnung 92, 94, 98, 109–110, 146
Hoffnungslosigkeit 146

I

Identität 31, 67, 108, 122, 127–128, 160–162, 164
Implementierung 24, 59
– Implementierungsprozess 26
Institution 16, 19, 27, 33–34, 37, 45, 55–58, 65–67, 69, 80, 96, 113, 123, 128, 133, 138–139

interprofessionell 128

K

Kapelle 55, 115, 117–121, 147
Kirchen 29, 128
Klienten 17, 43, 67, 127–128, 130, 160
Klinik 15–17, 19–20, 24–27, 34, 36, 41, 44–45, 50–51, 56, 59–60, 62, 65, 70–71, 78–81, 90, 99, 111–113, 119–120, 122, 124–128, 133, 135, 139–141, 160, 162–164
Klinikleitbild 25–27, 126
Kollegen 17, 26–27, 32, 60, 96–97, 102, 107–108, 111, 115, 120, 124, 127, 131, 133, 135, 139–141, 148, 150, 152, 155, 159–162
Kommunikation 25–26, 34, 36–37, 46, 49, 54, 61, 66–67, 70, 84, 96, 104, 124, 139, 150, 162
Kompetenz 19–20, 26–27, 33–34, 36, 38–39, 41–49, 51–58, 69–70, 88, 98, 100, 128, 130–131, 133, 135, 137, 142
Konflikte 124, 140, 148–149
Kontaktfreudigkeit 147
Konzept 16, 26, 33–34, 51, 60, 62, 65, 69, 80, 107, 113, 124, 128, 139, 141
Körperempfindungen 156
Körperhaltung 72, 77, 101, 142
Körperreise 155
Kosten 63
Kraftquellen 54–55, 64, 75–76, 98, 124–125, 148
Krankenpflegeschule 25
Krankheitserfahrungen 92
Kritik 109, 153
Kulturwandel 128
künstlerischer Zugang 91

L

Langzeitpflege 16, 139
Leadership 128, 164
Leben 28, 30–31, 35, 38–39, 45, 61, 63–64, 71–72, 80–81, 83, 88–89, 91, 93–95, 100, 108, 110, 116–118, 120–121, 124–125, 132, 141, 145, 147, 157
Lebensdeutung 67
Lebensgeschichte 73
Lebenssinn 147
Lebenswille 73
Leid 85, 92
Leitbild 25, 38, 56–58, 65–67, 80, 104, 106, 141
Leitsätze 25–26, 66, 114